認知介護の話をしよう

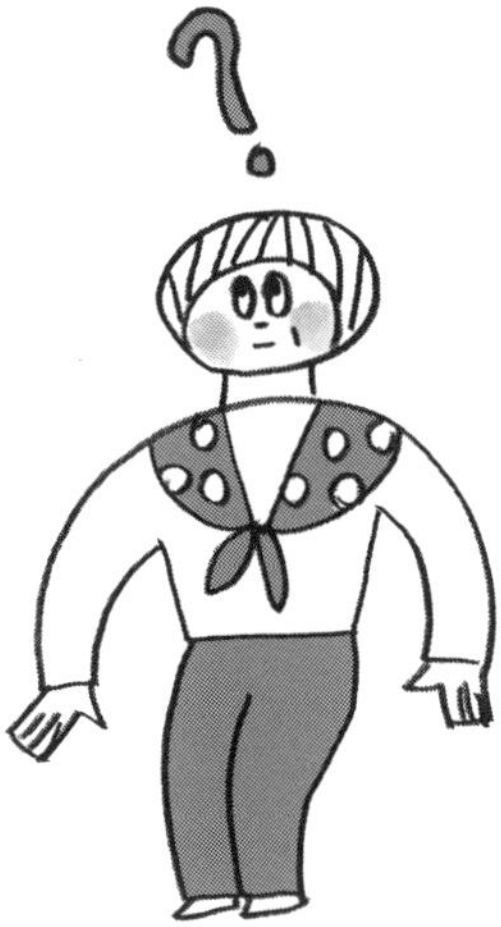

岩佐まり

日東書院

はじめに　私の仲間たちを紹介します

私は、20年近く母の介護をしています。

こんなに長く続けられたのは、仲間の支えがあったからです。特に、私と同じように認知症の家族と生きる仲間たち。彼らがいなければ、私の介護生活はなかったでしょう。

幸い、私の介護仲間には面白い人がたくさんいました。辛いことがあっても、笑い飛ばせるくらい強い人たちです。

この本では、そんな仲間たちの介護の経験を、ご本人の言葉で語ってもらいました。

いろいろな人たちが登場します。男性も女性もいますし、年齢もいろいろ。親を介護した人も、ご夫婦で介護をした人もいます。介護は十人十色です。

しかし共通しているのは、介護を単なる苦労として終えなかったところです。もちろん介護は大変ですが、みんな悩みながらも、介護から何かを得ることができました。

この本を手に取ってくれた方も、もしかすると、介護に直面しているのかもしれません。ぜひ、この本の登場人物たちの語りに耳を傾けてみてください。そこには、不安や悩みだけではなく、幸せな介護をするための工夫や貴重な情報、介護によって自らの人生を豊かにするためのエネルギーが満ちています。

とはいえ、映画のようなストーリーに感じてしまうかもしれません。それでもいいのですが、私としては、そこから実用的な知識や学びも得てほしい。

そこで、一人ひとりの語りのあとに、私が「解説」を付け加えました。そこでは、読者のみなさんがこの語りをどのように読めばいいのか、そして、そこからどのような気付きが得られるのかを、具体的なアドバイスとしてまとめています。明日からのあなたの介護生活に、どうぞ役立ててください。

介護をする人は、介護をされる人のために、幸せにならなければいけない。それが私の持論です。本書には、そのためのヒントが詰まっています。

もくじ

※本書で取材にご協力いただいた方々の一部は、仮名で掲載しています。
※本書記載の内容は、2022年12月時点の情報に基づいています。

1章 最後までそばにいたいから、家で看る

中栄あけみ（56）。奈良県在住。50年以上、両親とともに実家で暮らしてきた。母親が90歳直前に精神科へ入院。現在は胃ろう、バルーン装着となった母親を、フルタイム勤務と両立しながら自宅で介護中。

50年間ずっと一緒のお母さん

お母さんは、35歳で私を産んだんです。22歳で父と結婚していますから、13年も子どもを授かれなかったんですね。

今なら何てことない年齢ですけど、55~56年前の奈良県の農村でしたから、ずいぶんいろんなことを言われたみたいで……。私を産むときも、助産師さんについてもらって家で産むのが普通の時代だったんですが、お母さんは年齢の心配をして、わざわざ病院で産んでくれたんです。

子どもは私だけです。きょうだいはいません。

お母さんはいつも本当に私のことを心配して、可愛がってくれました。大学は京都だったんですが、下宿はダメということで、うちから2時間半かけて通いました。会社は大阪にあったんですが、この家から電車で通いましたから、ひとり暮らしをしたことはないんです。

田んぼがあったこともあって、3人での家族旅行には一度も行ったことはなく、お母さんと出かけるとしても、近所のスーパーとか、近場に私の車で行くくらいでした。とても仲のいい母娘だと思います。

家は農家だったんですが、父は国鉄の職員でもあったんですね。それで、田んぼの水入れとか、大切な仕事のときに、父が夜勤でいないことも多かったんです。

そういうときは、お母さんが父の代わりに田んぼに出ていました。夜中でもね。幼い私をひとり家に置いておくわけにはいかないし、私も寂しがったから、私はお母さんにおぶってもらって田んぼに行きました。もちろん家事もやっていましたから、朝から晩までよく働いていました。

歳をとってからのお母さんは携帯電話でのメールが大好きでした。四六時中、私とメールをしていたんです。

内容？　他愛もないことですよ。

朝、家を出ると「今日もがんばっていってらっしゃい」とメールが来て、会社に到着したら「無事、会社に着きましたか」とか。私も私で、「仕事終わったよ。これから帰るね」ってメールしたり。

そんな感じで、私が家にいないときは、朝から晩までメールをしていたんです。絵文字も顔文字もいっぱいつかって。

私が仕事を終えて帰ると、お母さんはごはんを用意してくれていて、でも食べずに待っているんです。だから、他愛のない話をしながら一緒にごはんを食べて、寝る。そういう生活でした。

お母さんは身長145㎝と小柄なんですが、その体で田んぼの仕事をしてきたせいか、60歳を過ぎたくらいから少しずつ股関節が悪くなってしまったんです。

そのうち杖を1本突くようになり、やがて2本になったんですが、それでも家事をしていました。台所にもたれかかって体を支えて、料理をしていましたね。ヘルパーさんに来てもらうようになったのも、その頃です。

父が仕事一筋の昭和人間だったこともあって、家事は最後までお母さんの仕事でした。私が出勤するとき、歩く練習のために、家から数分のスーパーまで見送りに来てくれていた時期もあります。で、会社に着いたら「ちゃんと家に戻れた?」「戻ったよ。仕事がんばってね」とメール。ずっとそんな感じです。

意識が飛ぶようになってしまった

ところが、2017年か18年くらいから、お母さんのメールがちょっと変になってきたんです。たまに、内容のない空メールが来たりするんですよね。

よく認知症の初期症状だと言われる、物忘れなんかはなかったんです。ただ、たまに一緒に寝たときに「部屋の隅に小さい子供がいる」とか言い出したり、変に昔の話ばかりしたり。

あまり妙なことばかり言うものだから、私が、「変なことを言わないで！」と強く言い返すこともありました。すると、ふっとお母さんの意識がなくなるというか、飛ぶことが何度かあったんです。

それで私は、お母さんを病院で診てもらうことにしたんです。

病院ではいろいろな検査をしてくださったんですが、アルツハイマー型認知症ではない、レビー小体型認知症[※1]でもないということで、お母さんの症状の原因は結局よくわかりませんでした。

てんかん[※2]も疑ったみたいなんですが、やっぱり違うとのことでした。「一応」という感じでてんかんの薬を飲んで様子を見たんですけど、あまり効果はなかったかな。

※1　幻視を特徴とする認知症。動作が遅くなるパーキンソン病を伴うことも多い。
※2　突然、意識を失って反応できなくなったり、けいれんを起こしたりするなどの発作を繰り返す状態。乳幼児から高齢者まで、すべての年代で発症する可能性がある。

まあ、私がなにか強く言うことがなければお母さんの意識が飛ぶことはないので、私が大人しくすることでその症状は消えていったんですが、そのうち、別の症状も出てきたんです。昼夜逆転です。

夜中に、叫ぶというほどじゃないんですが、「うー」と声が出るようになったんですね。症状が出はじめてからは、私はお母さんのベッドの隣のソファで一緒に寝るようにしていたんですが、ちょっと、耐えられなくなってきました。

その頃は朝の8時くらいに家を出て、残業もあるから夜11時くらいに帰ってきますよね。父は別室で寝ているので、私はお母さんと買ってきたごはんを食べて寝るんですが、朝までお母さんが大声を出しているから、全然寝られない。

さすがに、このままだと倒れてしまうということでケアマネージャーさんや訪問看護師さんたちに相談したら、「娘さんがもう限界だから、お母さまはいったん、『お薬調整』で入院をしては」ということになったんです。飲む薬を変えたり、量を調整すると状態が急に変わる恐れがありますから、精神科に入院しながら調整するということです。

そんなに長期間にはならないでしょうし、私は、お母さんに入院してもらうことにしたんです。それが2020年の9月でした。

ところが、入院計画書を見たら、11か月の入院と書いてあって……。そのときはすごく後悔しました。

病名はわからないまま

入院前は意思の疎通もできて、食事も摂れていたお母さんなんですが、入院後、環境が変わったせいか、ごはんが食べられなくなってしまったんです。

高カロリーのゼリー食とか流動食でしのいでいたんですが、どんどん痩せてきてしまって。お医者さんから、口から食べるのと併用で、胃ろうにするか、静脈から栄養を入れるか、どちらかを選ぶしかないと言われました。

お母さんは自分の考えを伝えるのも難しいくらい弱っていて……。「どうするかは、娘さんが判断してください」と言われました。

私は胃ろうを選びました。静脈から栄養を入れると使わない胃や腸が弱っていくけれど、胃ろうなら胃の機能が保たれて、また胃ろうを外せる可能性があると知ったからです。

まあ、お母さんは歳なので元に戻るのは難しいとは思いましたけれど、少しでも可能性がある胃ろうを選んだんですね。

精神科では、お母さんはアルツハイマー型認知症だと言われました。でも、前には別の病院でアルツハイマーではないと言われているし……。よくわかりません。

精神科では胃ろう造設はできないので、できる病院に移りました。

本当は、胃ろうと並行して口からも食べ物を摂らせてもらいたかったんですけど、微熱が続いているし、看護師の数も少ないので難しいと言われてしまったんですね。それ以降は胃ろう1本で、最初の入院から2か月後には寝たきりになっていました。

胃ろうとバルーン装着の母を家に連れて帰る

その頃はもう、コロナの影響で、お母さんと会うのは難しくなっていました。代わりに、受付の人が私の声を覚えるくらい毎日電話して、お母さんの様子を聞いていました。2人部屋だったから相部屋の人に迷惑をかけていないか心配したんですが、大声をあげることはあまりないという話でしたね。

それはよかったんですけど、オンラインでの面会もなく、お母さんの様子はわからない。どうなってるんだろうと心配していたら、年末だったかな、急に主治医の先生が「特別に面会を許可します。いつ来てくださってもいいです」と言うんですよ。

何だろうと思って病院に行ったら、お母さんが急激に弱っていて、もはや何があるかわからない、だから許可したんだと言うんですね。

会いに行くと、お母さんは本当に衰弱していて、痩せこけていました。膝も、「拘縮[※3]」というんですが、曲がったまま固まってしまっていて……小柄なお母さんが、ますます小さくなってしまっていました。

あと、このときはじめて、お母さんが導尿のためのバルーン[※4]を着けていることにも気付きました。装着について、特に病院からの連絡はなかったんです。精神科にいたときに着けたのかもしれません。

入院してから3か月も治療をしていなかったので、お医者さんからは、療養型の病院に移るか、施設を探すかしてほしいと言われました。ただ、今はコロナがあるから、もし療養型の病院に移ったら、お母さんの年齢を考えると、二度と会えない覚悟が必要だとも言われました。

※3　何らかの原因で、関節が正常な範囲で動かなくなった状態。寝たきりなどで身体を動かさない状態が続くと、関節が固くなり、拘縮につながるケースが多い。
※4　尿を排出させるために、尿道から膀胱へ挿入するチューブのこと。

それを聞いて私は、お医者さんに言いました。

「お母さんを家に連れて帰ります」

そう、家で看ることを決めたんです。胃ろうは、やり方を勉強すれば家でも介護できるからです。

お母さんは少し熱もあったので、体調が落ち着くまで様子を見つつ、病院に通って胃ろうや痰の吸引のしかた、おむつの替え方、姿勢の変え方などを看護師さんから学びました。連れて帰るのを決めたのは年明けだったけれど、退院した頃には、もう春になっていましたね。

もちろん私だけで介護することはできないので、お母さんが持っている「要介護5」の点数をフルに使って、専門職の方にも助けてもらっています。

訪問看護師さんが週3回、朝と夕方に1時間ずつ来て胃ろうの注入や看護をしてくれます。その間にはヘルパーさんも体を拭きに来てくれます。あとは、主治医の先生が2週に1回、マッサージの先生が週2回かな？　訪問入浴サービスも、月に2回お願いしています。

会社勤めをしながらぎりぎりの日々

上司にも相談し、週2、3回は在宅勤務にしてもらいました。それ以外の日も、お母さんのお世話をしてから出社したらいいということで、フレックス出社にさせてもらっています。

朝起きたら体温とおしっこの量を測って捨て、胃ろうの注入をし、薬も入れ、顔を拭いて……1時間くらいはかかりますね。在宅勤務でも朝8時半には仕事がはじまりますから、毎朝6時には起きています。

出社する日は、訪問看護師さんが来てくれるのを待って家を出ますから、会社に着くのは午後1時か2時くらいですね。そこから働くので、通常の勤務時間通りに働くと、会社を出るのは夜10時くらいになってしまいます。

今も電車で通勤しています。片道2時間くらいかかるので、本当は車のほうが早いと思うんですけど、疲れて車に乗るのは危ないですから。それに、電車だと寝ることもできるので、電車にしているんです。

日付が変わる頃家に帰ったら、まずお母さんの胃ろうに睡眠剤を注入して、脚を痛がっているることが多いので姿勢を変えて……晩ごはんを食べて寝るのは、だいたい2時か3時にはなっちゃいますね。

ただ、お母さんの拘縮がだんだんきつくなってきていて、夜中もずっと「痛い、痛い」と言っているんです。それだと私が眠れないから、お医者さんがお母さんに薬を出してくださっているんですけど、それでもちょっと、あまり寝られないですね。次の日も6時起きです。


疲れ……はちょっと出てきてますかね。

私が健康診断で引っかかってしまって。便から潜血反応が出てしまったのと、レントゲンで肺に影があると言われて。でも大腸内視鏡はなんともなかったです。肺のほうはよくわからないので、今度CTを撮ることになってます。あとはやっぱり体に負担がかかっているのか、先週、膀胱炎になってしまって……。


それでも、使える点数の限界まで人の助けは借りているんです。お母さんは要介護5なんですが、訪問看護師さんとヘルパーさんを合わせて週5日来ていただいていますから。介護保険ではそれが限界です。

もちろん、介護保険の範囲から出て自費にするならば週6でも7でもお願いできるんですが、お母さんの年金だけではとてもやっていけないですね。今でも、年金からオーバーする分は私がお金を出しています。

訪問看護師さんも私の心配をしてくれていて、一度お母さんをショートステイ[※5]に入れて娘さんもリセットしたほうがいいのでは、と言ってくれているんですが、コロナもあるし、胃ろうもバルーンもしているお母さんを安心して預けられるところがなかなかなくて……。万が一が怖いんです。私はやっぱり、家で看たい。

最後まで、家で一緒にいたい

病院から家に戻ってきた頃は、まだ言葉が出ていたんですよ。顔を拭いてあげると、「ああ、気持ちいい」とか言ってくれて。私の名前も呼んでくれました。でも、それも最近はなかなか……。今はもう、昔のお母さんではないし、夜中に叫ばれるとイライラすることもあります。

それでも、静かにしていると、やっぱり私のお母さんなんです。今日も、「おかあちゃ

※5 短期間だけ施設に入所して、食事や入浴などの介護を受けられるサービス。利用日数は最短1日から、連続利用日数は30日まで。

んです。

ん、わかる?」って聞いたら、何も言わないけど、目を開けて少し笑ってくれた気がする

猫ちゃんを飼っていて、それが癒しだったんですけど、少し前に20歳と9か月で亡くなってしまいました。父も昨年亡くなりました。だから、肉親はお母さんだけです。お母さんがいなくなったら、私はひとりぼっちです。

施設に預けたほうがいいことはわかっています。でも、そうしたら私はひとりぼっちになってしまう。

大事に育ててもらった恩返しでもあるし、私が寂しいのもあるし……。なんなんでしょうね。

お母さんが昔よく、私が生まれたときの話をしてくれたんです。どれだけ嬉しかったかと。そういうことを思い出すと、なんでしょうね、やっぱり最後まで一緒にいたい……。

それだけです。

相談相手?

今は会えないけれど、電話をくれたり、LINEやメールなどでやりとりをしてくれる友達やいとこ、親身になってくださる方など、みんなに元気をもらっています。それに、

会社の上司や同僚も話を聞いてくれるので助かっています。あとは、オンラインで岩佐さんの「認知症の親を介護する娘の会」に参加して相談に乗ってもらったり。ケアマネージャーや訪問看護師さんに話をできることも、私の支えになっています。

別に趣味ではないんですけれど、昔いただいた月下美人を大切に育ててきたら、今年はじめて花が咲いたんです。5年かかりました。

今夜、2回目の花が咲くんです。それが楽しみです。お母さんにも見せてあげたいんですけれど……。

解説 共倒れにならないために

介護はケアマネージャーによって左右される

在宅介護で気を付けたいことは、介護をする人とされる人との「共倒れ」です。介護者が倒れてしまっては、介護は成り立ちません。しかし、介護疲れやストレスなどにより、介護する側も倒れてしまう共倒れが非常によく見られるのも、また事実です。

今回の中栄さんも、お母さまへの愛着がとても強いがゆえに、自分を犠牲にしてまで介護をしているように見えます。

そのことは健康診断の結果にも表れているので自覚はおありだと思いますが、どうすればいいのかわからない。そんな状況のようです。

まず一般論として、介護ではケアマネージャーの存在がとても大事です。正直、ケアマネージャーの実力は、専門性、経験、知識量など、人によってさまざまです。人対人の支援である以上、同じケアマネージャーでも人によっては優秀なケアマネージャーだと思う人もいれば、相性が悪いと感じる人もいるのです。

ケアマネージャーとの相性に違和感を感じた場合には、別の方に変更してもらうこともできます。ただし、単に同じ事業所に「担当者の変更」とお願いするだけでは、次の方との相性がいい保証はありません。

ケアマネージャーを変える場合には、市区町村の介護保険窓口や、地域包括支援センターに相談するのもいいでしょう。

ケアマネージャーの変更は気が引けるかもしれませんが、遠慮はすべきではありません。ケアマネージャーは重要な存在で、介護の運命を左右するからです。

ケアマネージャーとの相性

さて、なぜケアマネージャーの話をしたのかというと、中栄さんのケースでは今後、家族の負担を減らしていくためには、担当ケアマネージャーの役割が大きいからです。

たとえばですが、中栄さんの負担を減らしていくために考えられる支援のひとつとして、現在、介護保険で利用している訪問看護を障害福祉サービスの訪問看護で助けてもらい、介護保険でデイサービスやショートステイを入れて、中栄さんが体を休められる環境を作り上げていく方法があります。

中栄さんは現在、介護保険の区分支給限度額が、訪問系のサービスを毎日利用することで単位数いっぱいになり、デイサービスやショートステイの利用ができていません。介護保険と障害福祉サービスの併用が可能かどうか、ぜひケアマネージャーのお知恵をいただきたいところです。

中栄さんのお母さまは体の拘縮があるため、身体障害者手帳の取得は可能と考えられます。身体障害者手帳が取得できれば、障害福祉サービスの併用も不可能ではないはずです。この介護保険と障害福祉サービスの併用はひとつの案ではありますが、在宅介護のよりよい環境調整をケアマネージャーにお願いしたいと思います。

特別訪問看護指示書とは?

中栄さんの体を休める時間を作るために、介護保険で利用している訪問看護を医療保険で利用することも考えてみました。訪問看護を医療保険に置き換えることができれば、介護保険の区分支給限度額に余裕が出て、デイサービスやショートステイを入れることが可能になると思ったからです。

原則、介護保険の利用者の訪問看護は介護保険が優先的に適用されます。看護師は医療なのではないかと不思議な気持ちになる制度です。

しかし、主治医の特別訪問看護指示書の交付があれば、介護保険の利用者でも、医療保険で訪問看護を利用することができます。特別訪問看護指示書とは、主治医が「終末期又は退院直後で週４日以上の頻回な訪問看護が必要だと判断した場合など」に交付されるもので、多くは、急激に様態が悪化した際に適用されます。中栄さんのお母さまはこの状態に当てはまらないかもしれませんが、ケアマネージャーの呼びかけによりサービス担当者会議を開催し、関係者で話し合う時間を設けてもいいかと思います。サービス担当者会議は、新規サービス利用時や介護保険の更新時だけでなく、問題発生時の課題解決に向けての意見交換としても開催されるからです。

少々複雑な制度やサービスのお話になり、読者の皆さんの中には、何のことだかさっぱりわからないと思われた方も多いでしょう。大丈夫です、きっとケアマネージャーががんばってくださいますから。

在宅介護におけるケアマネージャーの存在は、ケアプランを立てる上でかなり重要であることがおわかりいただけたでしょうか。

SOSを出す大切さ

もちろん、中栄さんの負担を減らすことだけを考えるならば、お母さまに施設に入ってもらうのがベストですが、中栄さんがお母さまと一緒にいたいと望んでいるのであれば、その気持ちに寄り添った支援をすべきです。

ただし、睡眠時間も十分にとれていない現状の改善が必要なのも事実です。十分に寝て、たまには旅行に行ったり、息抜きもしてほしいですね。

中栄さんには相談をする親戚や知人もいるようですが、家と職場との往復だけでは孤独になり、ストレスをため込む結果になりかねません。自分自身が疲れていることを客観的に認識するためにも、家の外で多くの人に会うことは効果的です。

手前味噌ではありますが、中栄さんは、私が主催する「認知症の親を介護する娘の会」に参加してくださったことで、少しずつ状況の改善のために動きはじめられた気がしています。娘の会では、認知症の親を介護する、または介護していた娘さんがオンライン上で集まって情報交換や雑談をしています。人と話すことで、勇気が湧いて、また明日もがんばろうと思えたりするものです。

他人に相談すること、自分からSOSを出すことは恥ずかしいことでもなんでもありません。むしろ、介護される人のことを考えると必須です。

相談に応じてくれる人はたくさんいます。決して抱え込まないでくださいね。

2章 寂しさに寄り添いたい

村本めぐみ（37）。東京都在住。統合失調症の母親にはじまり、祖母、祖父と家族3人を同時に介護。小学校時代から、実に20年以上を介護に費やしてきた。3人を看取った現在は、子育てにいそしむ。

私はヤングケアラーだった

お恥ずかしいんですけど、私、記憶がない期間があるんですよ。家族3人を20年近く、ほとんどひとりで介護したわけですけど、記憶がぽかんと空いている時期がところどころにあって。

おじいちゃんを通院させていた病院で、看護師さんに「あなた、大丈夫?」って話しかけられてハッとしたことがあるんです。それで意識が戻ったというか、それまでの記憶もない。そんな感じだったんです。

ええ、私が介護したのは、母と祖母と祖父の3人です。

最初に介護がはじまったのはお母さんだったんです。

私が小学校5年生のときに、平屋だった家を2階建てに建て替えたんですけど、その少しあとにお母さんが「屋根の上を兵隊が歩いている」って言い出したんです。

東京の家では、両親と弟、あと、母方のおじいちゃんとおばあちゃんが暮らしていました。父は婿入りしたんです。お母さんは若い頃から体が弱くて、一緒に住むことが結婚の条件だったとか聞きました。

お母さんにはいろいろな症状が出ました。私や弟を「誰だ！」とか言って牛乳パックで殴ったりもして、痛かったです。なぜか弟への当たりが強くて、かわいそうでした。

そのうち、お母さんがコンビニに立てこもる事件を起こしちゃったんです。パトカーがたくさん来て、近所にずいぶん迷惑をかけてしまいました。「出ていくと殺される！」とか言っていて、妄想がひどかったんです。

お母さんはそのまま救急車で精神科の病院に連れて行かれて、入院です。半年くらい入院したと思うんですが、薬が効いて家に戻ってきました。診断は統合失調症ということでした。その当時は精神分裂病と言われていました。

その後は通院と投薬を続けて、私が20歳になるくらいまでは、まあまあ症状が落ち着いていました。

薬の副作用なのか、その頃からだんだんとお母さんの脚が弱くなったので、2階に上がる手助けをしたり、トイレのちょっとした補助もしたりしていました。

お父さんは仕事人間で、朝7時くらいに家を出ると、夜も飲んで遅く帰ってきたりと、ほとんど家にいませんでした。家にいたくなかったのかもしれないですね。

おじいちゃんが倒れた朝

私、和菓子職人になりたかったんですよ。

それで高校を出て、和菓子屋でバイトをしながら和菓子の夜間専門学校に通っていたときなんですけど、朝、家でおじいちゃんが倒れちゃったんですね。でも、家族はみんな出かける支度に忙しい時間だから、お父さんなんかは無視して家を出ちゃうんです。弟も倒れているおじいちゃんを跨いで学校に行っちゃいました。

うちの家族、変わってますよね。

お母さんは薬の影響もあって、倒れてるおじいちゃんをぼんやり見てるだけ。おばあちゃんはいたんですけど、おじいちゃんをすごく嫌ってて、倒れたのを見て喜んでるんですよ。「そのまま死ね」とか言って。すごいですよね。

だから私が救急車を呼んで病院にも付き添ったんですけど、症状は軽くて、すぐに帰されました。ただ、それ以降はおじいちゃんが通院することになって、私が付き添うようになったんです。

その様子を見たおばあちゃんが、嫉妬じゃないですけど、競うんですよね。孫の私にどれだけかまってもらえるかを。それでおばあちゃんも「私の通院にも付き合ってくれないかしら」とか言い出して、おばあちゃんの様子も見るようになりました。

憧れの仕事は続けられなかった

そうしているうちに、おばあちゃんに本当に認知症の症状が出てきちゃったんです。もともとおばあちゃんには双極性障害があって、気分の浮き沈みは激しい人だったんですね。でもそれだけじゃなくて、モノをなくす回数が増えたり、同じことを何度も聞いて来たりするようになったんです。

私は専門学校を出て、バイトをしていた和菓子屋にそのまま就職してたんですけど、そこに何度も、おばあちゃんから電話がかかってくるんですよ。「今どこにいるの?」って。職場には事情を話していたのではじめは柔軟に対応してくれたんですけど、あまりにも電話がかかってくる回数が多くなったので、「悪いけれど、辞めてください」ということになりました。

働いたのは1年くらいですけど、大変でしたね。その頃はお母さんの調子も悪くなっていたんです。和菓子屋さんは朝が早くて、5時くらいに家を出て夕方に帰って来ると、お母さんの介護です。

ある日、家に帰ったら異様な臭いがするからなんだろうと思ったら、廊下の壁にウンチがびっしりついてるんです。お母さんがウンチを手で拭いて、その手を壁になすりつけながら歩いたんですね。お母さんは脚が悪くて、壁沿いに伝い歩きをしてましたから。

一時期は大人しかったのに、この頃はまた前の凶暴なお母さんに戻ってしまって、刃物を振り回しちゃったこともあります。一番力がある弟が止めに入ったんですけど、脚を刺されてしまいました。なんとか取り押さえることはできたんですが、ずっと叫んでいるので、また少し入院することになりました。

あとでわかったんですけど、実は、お父さんがこっそり薬を捨ててたんですよ。お母さんの脚が悪くなったのは薬のせいだと思ったみたいです。私は朝早く家を出てたから気付かなかったんですが、結局、薬をやめたため再発してしまいました。

ひとりでも「何とかなっちゃう」

やがて認知症になったおじいちゃんとおばあちゃんはいつも言い合いをしてるし、お母さんはトイレの世話やお風呂の介助も必要だったしで、きつかったな。

お父さんが薬を捨てていたことがわかってからは、3人の薬の管理も私がやっていました。隠れて捨てちゃうことも多かったので、気が抜けないんです。薬をちゃんと飲ませるのって、大変なんですよ。

そんな状態なのに、お父さんは相変わらず家のことは全然やってくれなくて。私もいろいろ頼むんですけど、面倒くさがって「今日は飲み会だから」とか言って帰ってこない。専門学校に通っていた弟も、家を嫌がっちゃって、全然協力してくれなかったですね。

友達は新卒で働き出している年代だから、会っても仕事の話ばかりですよね。一日中家族の介護をしてるとも言い出せないから、相談相手はいなかったです。


そんな感じだったので、仕事を辞めてからは家事も介護もほとんど私ひとりでやっていました。

もちろんすごく大変だったんですけど、なんだろうな、何とかなっちゃうんですよ。私ひとりでなんとか家を回せてしまうから、誰かに助けを求めるっていう発想が出てこなかったんです。

ずっと介護をしてきたから「介護する家族がいる」のが当たり前になっちゃったのもあるかもしれないです。

あとはやっぱり、家族が好きだったんです。お母さんも好きだったし、体が弱いお母さんに代わって育ててくれたおじいちゃんとおばあちゃんも好きでした。

だから、公的な支援も使わずに、というか存在も知らずにひとりでがんばってしまっていたんですね。

私みたいな人を「ヤングケアラー」というみたいですね。若くして介護漬けの生活に入ってしまったから、孤立して情報からも遮断されてしまって。

友達から「今日飲める?」みたいな誘いがあっても、「ごめん、介護なんだ」って断っているうちに段々と誘われなくなりました。友達は、いったい何の事だろうと思ってたかもしれないですね。その歳で介護なんて。

ただ、友達と話せない代わりじゃないですけど、夜に短時間だけ、近所の小料理屋でバイトをはじめたんですよ。そうしたら、けっこう高齢のお客さんが多くて、介護のアドバイスを貰えたんですね。

支援の制度についてもいろいろ教えてもらって、さまざまな申請をするきっかけにもなりました。

ただ、おじいちゃんとおばあちゃんの要介護認定をとるのはかなり大変でした。2人とも症状は進んでいたんですけど、いざ認定員の人が来て認知症の進み具合をチェックすると、普段はできないことができちゃうんですよ。

認知症の人にはよくあることみたいです。知らない人が家に来ると気張ってしまうのか、いつも以上にがんばってしまうんです。

認定員の方に「いつもはできないんです」と言っても、聞いてもらえないです。逆に「この地域だけで、介護が必要な高齢者が何人もいるんですよ」なんて言われてしまいました。

私という介護の人手がいるのも、なかなか認定がとれなかった理由だったみたいです。ひとり暮らしの高齢者も多いですからね。

あと、診てくれていたお医者さんが、認知症だと診断してくれなかったのもあります。今になって思うと、認知症に詳しい「認知症臨床専門医[※1]」ではなかった気がしますね。

ともかく、そんな感じだったから、要支援認定はされても、要介護認定を貰うまでにはかなり時間がかかりました。

※1　認知症に対する良質で安全な医療サービスが提供できる、高い技能と見識を有する専門家。精神科病院その他精神疾患を有する者の医療施設、及び保健福祉施設に勤務する精神科医師に対し、認知症疾患の正しい理解と診断・治療技術の向上を図るもの。

本当に悲しかったこと

おじいちゃんが90になる前かな。

おじいちゃんは鉄道関係の仕事をしていて、さっぱりして格好いい人だったんですけど、ひとりでお風呂に入れなくなっていたんですね。それで私が介助してたんですけど、もう私が孫だってことがわからなくなってたのかな、「もっと触ってくれ」とか言うんですよ。孫の私に。

味を占めたのか、「またお風呂に入りたい」とか、何度も言うんです。さっき入ったでしょ、って言っても「もう1回入ろう」って。

これは本当に悲しくって、鮮明に覚えてます。


お母さんは薬を飲むと無気力になっちゃうんですけど、包丁を持って暴れるよりはいいなと思っていました。ただ、下の世話が大変で。あちこちでウンチしちゃうんですよ。椅子に座っていても、廊下でも。

「そこはトイレじゃないよ」って言っても、お尻を出してしちゃう。椅子は何度も買い換えました。

おばあちゃんは、お母さんやおじいちゃんよりはしっかりしてましたけど、幻覚や幻聴が出てきました。亡くなったお父さんと散歩をしてきたとか、今日は空襲があったとか。おばあちゃん、空襲で焼け出されて今の地域に引っ越してきた人なんです。

3人の状況をまとめると、お母さんはそのへんでウンチしちゃってて、おじいちゃんは「一緒に風呂に入ろう」とか言ってて、おばあちゃんは戦争してる。それをひとりでみていたのだから、結構、いっぱいいっぱいでしたね。

行ったり来たりの結婚生活

私、27のときに最初の結婚をしたんです。ちょうどその頃お父さんが定年退職したんですけど、ちょっと丸くなったというか、介護を手伝ってくれるようになったんですね。それで少しだけ余裕が出たのもあるかもしれません。

夫は、体が悪い妹さんが実家にいたので、介護に理解がある人でした。それで私は実家を出て近くに引っ越したんですけど、介護があるから、家と実家を行ったり来たりの生活でした。いや、実家にいる時間のほうが長かったですかね。

でも、5年経たずに別れてしまいました。性格の不一致とか、理由はいろいろありますけど、私が介護で家を空けることが多かったのもそのひとつかな。

結婚していたときの私は、いちおう専業主婦ということになるんですけど、自分の時間はまったくなかったです。一瞬の空き時間を使ってやる編み物が癒しでした。病院の待合室で待っている間、5分だけ編むとか。おかげで、今はいろいろ編めるようになりましたよ。

間に合わなかった「要介護5」

おじいちゃんは要介護1~2あたりを行ったり来たりしていたんですけど、92歳のときに、庭に出て転んじゃったんです。私はお母さんかおばあちゃんの付き添いで家にいなかったので、となりの奥さんが助けてくれたらしいんですね。

「らしい」というのは、あとから知ったから。

私はおじいちゃんが転んだことを知らなかったんですけど、ある日おじいちゃんが「痛くて立てない」って言い出したから救急車を呼んで病院に連れて行ったら、背骨が2、3か所折れてたんですよ。庭で転んだときに折ったんです。となりの奥さんもなんであのときすぐに教えてくれなかったのか、といまだに思います。

ただ、そのとき、これで要介護認定が上がるかなとも思ったんです。、要介護1とか2だと、ヘルパーさんも週1回、40分くらいしか使えないから、全然休めないんですよ。それで、おじいちゃんが入院している間に申請を出してみました。おじいちゃんは1か月くらいして退院して、お祝いに本人が食べたいというカニ雑炊を食べました。といっても、介護用の雑炊ですけどね。

それで一件落着という感じだったんですけど、退院した次の日、どういうわけか朝からおばあちゃんがおじいちゃんに攻撃的で、「なんで戻ってきたんだ」とか言って引っかくんですよ。おばあちゃん、話はまだ通じるんですけど、攻撃的なんです。

引っかかれたおじいちゃんの頭から血が出てきちゃったから、おばあちゃんとおじいちゃんを引き離すために、「今日は病院だから」と嘘をついておばあちゃんを連れだしたんですね。帰ったらおじいちゃんの傷の治療をしないとな、とか思いながら。

それで数時間後に家に帰ったら、おじいちゃんは亡くなっていたんです。死因は間質性肺炎だと、あとで言われました。

お父さんとお母さんは別の部屋にいたから、ひとりで静かに旅立ったんです。いつも誰かしら付き添っていたんですけどね。

119番して救急車を待つ間に電話の指示で心肺蘇生をやったんですけど、心臓マッサージをしてるときに、おじいちゃんの肋骨が折れるのがわかったんです。びっくりして、そのせいでおじいちゃんが死んじゃったんじゃないかと自分を責めました。

おじいちゃんが亡くなった翌日、要介護5の認定が届きました。がっくりしましたよね。この認定があれば、もっとおじいちゃんを助けられたのに……。

おじいちゃんの死をきっかけに、私は、自分の介護の知識が全然足りてないんじゃないかと感じるようになりました。それで、「介護職員初任者研修[※2]」のスクールに通ってみたんです。

別に介護職に就こうというんじゃなくて、勉強をしておばあちゃんとお母さんを、もっとしっかり介護したいと思って。そこで出会ったのが、まりちゃん……岩佐まりさんでした。

まりちゃんと知り合えたのは、大きかったなあ。家族会[※3]に行っても、私と同じ年代で介護をしてる人はいなかったから、孤独だったんですよ。でも、まりちゃんは境遇が近いから、悩みを共有できました。

3人を看取って

離婚したあとは、私、実家から少し離れた町のシェアハウスに住んだんです。

本当は実家に戻るつもりだったんですけど、おばあちゃんが前の夫を気に入っていて、彼のことを捜すと言って家を出ていっちゃうんですよ。私が実家に戻ったので離婚した、ということはわかるみたいで。

それで実家にはいられないなと思って、シェアハウスに移りました。で、服のお直しの仕事をはじめました。私、もともとお母さんやおばあちゃんの服を縫ってたんですよ。介護しやすい服が見つからなくって。それが仕事になった感じです。

もちろんお母さんとおばあちゃんの介護はしないといけないので、シェアハウスと実家を行き来する生活が2、3年続きました。2人の状態は、やっぱり少しずつ進んでいきましたね。

でも、お父さんが少し手伝ってくれるようになっていたし、おじいちゃんがいなくなっていたので、介護の大変さのピークは過ぎていたかもしれません。私自身に知識がついて

※2 介護の仕事の入門資格。食事、更衣、入浴介助など、高齢者や障害者にさまざまな専門的サポートを行うための確かな知識とスキルを身につける。旧ホームヘルパー2級。

※3 認知症の本人やその家族が集い、悩みや経験を分かち合うことができる会。

いろいろな公的な援助を得られたのもあるし、まりちゃんも相談に乗ってくれるし。

私は30歳を過ぎていました。ようやくちょっとだけ余裕が出てきて、近場でキャンプをしたり、シェアハウス暮らしを楽しんでいました。

それで、34歳のときかな、私は二度目の結婚をしました。シェアハウスで一緒に住んでいたひとりです。彼もキャンプが好きで、気が合ったんですよ。


私たちは２０１９年に入籍しました。「山の日」の8月11日を選んで。

でも、突然のことで今でも信じられないんですけど、入籍の１か月後くらいにお母さんが亡くなったんです。虚血性心不全でした。

そして、おばあちゃんの介護だけが残りました。

おばあちゃんも、その頃は病気が結構進んじゃっていてトイレやお風呂も大変だったんですけど、結局は私がメインで介護をしてましたね。ただ、３人の介護をしていた頃よりは負担は小さかったです。

施設に入れる話もあったんですけど、おばあちゃんが嫌がったので、何度も立ち消えになりました。

ですが、２０２１年の夏におばあちゃんが胆嚢炎で倒れて、自宅介護は無理だと言われたんです。施設に入れたほうがいいと。それで、おばあちゃんを施設に入れることになりました。

おばあちゃんはその翌年、老衰で亡くなりました。97歳でしたね。

こうして、私の介護は終わりました。

自分を守れなかったら相手も守れないから

私は今、37歳だから、中学生から数えると20年以上介護をしていたことになりますね。

そうか、人生の6割が介護だったのかあ。

同世代の人たちが、学生生活を楽しんだり飲み会に行ったりしているときに、私はお母さんが家じゅうになすりつけたウンチを拭いて回ったり、おじいちゃんを殴るおばあちゃんを止めたりしてたんですよね。

もちろん、死ぬほど大変でしたよ。最初に言いましたけれど、記憶がところどころないくらいで。

それでも最後までやり抜けたのは、自分を守れたからかなと思います。

ウンチを漏らして椅子や壁を汚されちゃったら、本当にげんなりします。でも、「まあいいや、壁紙は張り替えればいいし」って思えれば、どん底まで行くことはない。

そう思えるのは、自分の中に居場所を作っておいて、そこに逃げ込めたから。自分の中の逃げ場所から見ると、ウンチを漏らしているお母さんに少しだけ距離を置けるから、「まあいいか」って思えるんです。

そして、逃げ場の中には編み物とか、自分だけの楽しみがある。編み物にはずいぶん救われました。

でも、逃げ場所がなくて介護されてる人との距離がゼロだったら、一緒に絶望しちゃいますよね。それだと、私はもたなかったと思う。

ちょっと距離を置いて眺めると、介護を楽しむことだってできます。

この写真、まりちゃんにも送ったんですけど、面白くないですか？　おばあちゃんが血まみれで倒れてる写真。

これ、血じゃないんです。ケチャップなんですよ。なんで倒れてるかというと、死んだふりなんです。

ある時期から、おばあちゃんはしょっちゅう死んだふりをするようになったんです。辛くて死にたかったんでしょうね。それで、死んだふりをしたら本当に死ねると思ったんじゃないかな。

でもね、そういうおばあちゃんを見ても、「そっか、死にたいのかー」って思うだけです。感情はそこでストップ。その先は考えない。


あとは、笑うこと。楽しむこと。

これはおばあちゃんが死ぬ直前の写真なんですけど、ベッド脇で泣いてるのが私ですね。めっちゃ泣いちゃってるけど。でも笑顔で。

介護で笑うのは変かもしれないし、相手と距離を置くのは冷たいようだけれど、それが私のやり方でした。相手の感情に全部付き合っていたら自分を守れないし、自分を守れなかったら相手も守れないから。

最後は泣いちゃうんですけどね。

独りではなかったんだと言ってあげたい

おばあちゃんが亡くなる直前に、私、子どもを産んだんです。

ギリギリだったけど、おばあちゃんにも会わせてあげることができました。「ひ孫だよ」って言っても、「ごはんは?」とか言っていて、私のこともわかってなかったと思いますけどね。

介護が終わったら、育児が始まったんです。普通の人とは逆ですよね。

育児は楽しいです。

赤ちゃんは軽いし、何かあったら泣いて知らせてくれるし。ウンチの処理も簡単です。大人にウンチさせるのって、大変なんですよ。

介護される人って、時間が経つにつれ、できないことが増えていくんです。トイレがひとりではできなくなる、お風呂に入れなくなる、私のことを忘れていく……。どんどん失っていくのが介護なんですね。

赤ちゃんは逆に、できることが増えていくんです。寝返りが打てるようになって、ハイハイを覚えて。

でも、そんな赤ちゃんもいずれお年寄りになって、介護されるかもしれないですね。生まれて、いろんなものを手に入れながら大人になる。だけど、いずれ少しずつ失っていって、ゼロになる。ちょっと寂しいですけど、その寂しさに寄り添うことが介護なんだと思います。おじいちゃんも、お母さんも、おばあちゃんも、独りではなかったんだと言ってあげたいですね。

解説 自分を犠牲にしてしまうヤングケアラー

「介護係」をあてがわれていませんか？

私の友人でもある村本さんは、いわゆる「ヤングケアラー」でした。一般的に家族の世話などを日常的に行っている18歳未満の人を意味するヤングケアラーという言葉は、近年よく耳にするようになりました。

その多くに共通しているのが、自分自身がヤングケアラーである自覚がないことです。「介護が当たり前」の生活を幼いときから送っているため、自覚を持ちづらいんですね。家族の中で、「介護をする人」という役割をあてがわれてしまっている場合もよく見ます。

その結果、公的支援を求めることが後回しになったり、自分自身のやりたいことを犠牲にしたりしてしまいがちです。「自分の人生」を生きづらいのです。

認定調査にはコツが必要

彼女の負担を増してしまったことの原因として、祖父母がなかなか介護サービスに繋がれなかったことが挙げられます。ご本人も触れていますが、認定調査員が来たときに祖父母がシャキッとしてしまい、要介護の手前の「要支援認定」しかつかない。

これはよくあるケースです。

本来ならば、ご家族が認定調査員に状況を的確に伝えるべきなのですが、村本さんはまだ若く、難しかったのでしょう。認定調査員も、できるだけ支援レベルを低く抑えようとして巧みに質問をしてきますから、なおさらです。

ときには、要介護度が下がってしまうことすらありえるのです。私も以前、母の要介護度が5から4に下がってびっくりしたことがあります。もちろん母の状態がよくなっていたのならばいいのですが、どう考えても病状は進行していました。それでも介護度が下がるんですよ。

村本さんの場合、担当のケアマネージャーも一緒に認定調査に立ち会ってもらえれば結果は違ったかもしれません。また、主治医が患者の状態をしっかり把握していなかったことも、適切な要介護度に認定されなかったことと関係があるかもしれません。

認定調査では、本人や家族からの聞き取り調査のほか、主治医が書く意見書も重要になるのですが、家族は意見書を見ることができません。しかし、ケアマネージャーは確認することができます。認定された要介護度がおかしいと思ったときは、ケアマネージャーに相談するのがいいでしょう。そんな点でも、ケアマネージャーの存在は重要です。

自己犠牲は正しさではない

とはいえ、村本さんは、ヤングケアラーであるにもかかわらず、しっかりと自分の人生を生きている人でもあります。

今でもよく覚えているのですが、彼女とはじめて会った介護職員初任者研修の初日に、講師の先生が一人ひとりに「介護のイメージとは？」と聞いたんです。

私は、「愛です」と答えたわけですが、私の次に差されたのが彼女でした。その彼女の答えが実にユニークで、彼女はなんと「汚い」と言ったんですね。

今なら彼女がそう答えた理由がわかりますが、当時の私はびっくりして、彼女に興味を持ちました。それが友人になったきっかけです。

彼女の語りからも窺えますが、村本さんは、ハードな介護をしながらもそんな自分を客観視し、どこかにほんの少しの余裕があるのが特徴です。忙しい介護の合間を縫って、私と遊びに出かけたこともずいぶんあります。

そういった、ちょっとした息抜きが介護の疲れや苦しさを緩和していたのではないでしょうか。

しかし、多くのヤングケアラーは村本さんのようにバランスはとれず、自分の人生を介護のために犠牲にしてしまいがちです。いえ、ヤングケアラーに限りません。介護全般に付きまとう問題です。

「自己犠牲」というと聞こえがいいようですが、私はそうは思いません。

「介護があったから結婚できなかった」「介護のせいで仕事を辞めた」……そんなセリフを言う人がいますが、介護されている親が聞いたらどう感じるでしょうか。子どもに、自分の介護のために人生を犠牲にしてほしいと思う親がいるでしょうか。

親のためにも、あなたは幸せにならなければいけないのです。たとえ介護をしていても。

適切なケアプランを組むために

介護をしている家族にも実現したい夢があり、人生があります。それが介護によって犠牲になっていないかどうかのモニタリング力もケアマネージャーには求められます。

村本さんは、祖父の要介護度が1や2のために、ヘルパーが週1回、40分しか入れないことに不満を抱いていました。この話を聞いて、おかしいと思うケアマネージャーがほとんどでしょう。要介護1や2でも、必要ならばヘルパーの回数はもっと増やせますよね。

要は、家族がヘルパーを必要としていることがケアマネージャーには伝わっていなかったため、ケアプランが適切に組まれていなかったということです。

家族介護者の皆さん、要介護認定のことも、これからの介護をどうしたいのかということも、積極的にケアマネージャーに相談してください。

そして、介護をしていても、家族が自分の人生をしっかりと歩めるように、ケアマネージャーの皆さん、家族をどうぞ支えてあげてください。

3章 生きていてくれるだけで幸せ

三橋良博（69）。神奈川県在住。家業の文房具製造業を営む傍ら、52歳で認知症を発症した妻を介護。現在は「認知症の人と家族の会」神奈川県支部と「若年性認知症家族会・彩星《はし》の会」の世話人を務めている。

不調は波のように訪れた

夕食のあと、テレビを見てたんですよ。カミさんと。そうしたら彼女がいきなり「苦しい、救急車を呼んで」って言い出したんです。

びっくりして、冗談かなと思ってたらだんだん息遣いも荒くなってくるから、救急車を呼びました。でも、病院に着くまでの道中で落ち着いたんですね。着いたときにはもう普通に戻ってました。

最初の診断は自律神経失調症だったんですが、翌年にはパニック障害とうつ病だと言われました。当時、１９９０年代の半ばは、まだそういう言葉が世の中ではあまり知られていなかったですね。私とカミさんは44歳でした。

カミさんには、家業の文具作りを手伝ってもらっていました。帳簿をつけたり、文具を箱詰めしたりね。文具作りをはじめた親父と経理担当の母とで、本当に家内工業でしたよ。

大人しくていつもにこやかだけど、芯は強くてしっかりしている。カミさんはそんな女性でした。

ただ、体がちょっと弱かったり、鬱々としたりすることはありましたね。息子の幼稚園と小学校の卒園・入学式は、カミさんの体調が悪くて、僕だけで行きました。

カミさんの実家は茨城の農家でした。高校を出て食品メーカーに就職して、デパートに派遣されていたんです。

そのときに、隣の和菓子屋でバイトしていたのが僕です。まあ、一目ぼれでした。

山のような薬

パニックはいったん収まったんですが、その後は、意欲の減退がひどかったですね。家事や料理をすることができないんです。食欲も落ちて、急激に痩せていきました。

その頃のカミさんは歳をとったお袋に代わって家業の経理をやってたんですが、計算もできなくなっていった。綺麗だった字も、書けなくなっていきましたね。

ただ、波があるんです。落ちるときは落ちるけれど、たまに元気になって「私もがんばらないと」なんて言ったりする。

そんな生活が何年も続きました。カミさんの不調の原因もはっきりしなくて、不安な日々でしたね。でも情報が少ないから、主治医の先生の言うことを聞くしかない。

通っていた心療内科では大量に薬が出ましたね。元気を出す薬、元気が出過ぎるとそれを抑える薬、胃腸薬……。そういう時代だったんです。一番多いときは、1日に28錠の薬を飲んでいました。

でも効果はあまりなく、むしろ調子は悪くなっていきました。ついには食べることが出来なくなってしまい、全然食事が摂れなくなっちゃったんですね。

僕は薬の副作用を疑って主治医の先生にそう言ってみたんですが、彼は怒りだしてしまって……。あの頃は、そんな医師も多かったですね。

それで別のお医者さんを探すことにしました。

8年かかって判明した病名

病院はいくつか行きましたが、どこもうつ病か更年期障害[※1]という診断でした。でも僕は、どう考えてもおかしいと感じましたね。カミさんもほとんど横になったままになっちゃって、いよいよまずいと思っていた頃、普及しはじめたばかりのインターネットで、横浜に評判のいい精神科クリニックを見つけたんです。

11月に電話をして、予約がとれたのが翌年の2月。でも、もうそこに頼るしかないと思って待ちましたね。

初診では、2時間くらいかけてじっくりと診てくれました。その後MRIも撮ったんですが、異常はない。

それで、3回目の診察で先生が言ったんです。「認知症かもしれない」と。

当時は、ちょうど「痴呆症」という呼称が「認知症」に変わった頃でした。僕にも聞きなれない病名でしたけど、紹介された大きな病院で長谷川式認知症スケール[※2]のテストなどいくつかの検査をして、「若年性アルツハイマー型認知症[※3]」だと確定しました。

カミさんはもう52歳になっていました。病名が確定するまで8年もかかったんです。40代の後半は、いわゆるMCI（軽度認知障害[※4]）の状態だったんだと思います。確定した段階で、すでに中期まで進んでいると言われましたね。長谷川式は30点満点で、20点以下だと認知症の疑いがあると判断されるんですが、カミさんは17点でしたから。

※1　年齢を重ねるごとに卵巣の機能が低下し、女性ホルモン（エストロゲン）の分泌が急激に減少することでホルモンのバランスが崩れ、心身にあらわれる多種多様な症状。
※2　認知症をスクリーニングすることを目的に用いられる簡易的な認知機能テストで、記憶を中心とした大まかな認知機能障害の有無を調べる。1974年に聖マリアンナ医科大学・神経精神科教授だった長谷川和夫氏らによって開発され、1991年に改訂された。
※3　65歳未満で発症したアルツハイマー型認知症。

ショックだったかって？

もちろんそれもありますけど、ずっとはっきりしなかった原因がようやくわかったことのほうが大きかったですね。ようやく敵が見えたなと。

それまでは、一体何がカミさんの症状の原因で、どうすればいいのかまったくわからなかったわけですからね。でも、やっと戦うべき相手を突き止めたんです。

でも、状況が厳しいことには変わりありません。その頃は、若年性認知症について書かれたどの本を読んでも、7、8年くらいで亡くなると書いてありました。予後はとても悪い病気だと思われていたんです。

母親が亡くなったことを理解できない

診断が下ってまずやったことは、入院でした。食事が摂れなくなってしまっていたから、食べられるようになるまで入院することになったんです。

ところが、入院している最中に茨城のお母さんが亡くなったんですね。それで、病院に外出許可を貰って茨城まで帰ったんですが、カミさんはもう、お母さんが亡くなったことを認識できないんですよ。衝撃でした。

実は、彼女がうつ病だとか更年期障害だとか言われていた40代半ばのときに、茨城のお父さんも亡くなってるんです。

そのときカミさんは茨城に飛んで行って、三日三晩寝ずの看病をしてるんですよ。ご親族もびっくりするほど献身的でね。亡くなったときはボロボロ泣いてご遺体にしがみついて……。

でも、その7年後というこことになりますが、お母さんが亡くなったことはわからないみたいなんです。すごく仲がいい親子だったから、周囲は「悲しくて、亡くなったことを認めたくないんだろう」とか言っていたんですが、そうじゃない。明らかに理解できていないんです。

会話は、まあ普通にできますし、食事も少しだけ摂れるようにはなっていました。入院していた精神科の病院は、閉鎖病棟でちょっと重苦しい雰囲気なので、僕が行くと「こん

※4　認知機能の低下はあるものの、日常生活は問題なく送れている状態のことをＭＣＩ（Mild Cognitive Impairment：軽度認知障害）と呼ぶ。ＭＣＩは認知症ではないが、放置すると症状が進み認知症へと移行してしまう可能性が高い。

なところは嫌だ。帰りたい、お父さんと一緒にいたい」って泣き叫ぶんです。

お父さんというのは、僕のことですね。僕のことはわかっていたし、自分が置かれた状況も理解している。

だけど、お母さんのことは理解というか、認識していない。ぼうっとした感じで、感情が動かされないんです。だから、茨城まで向かう車の中でも、むしろ嬉しそうでした。僕と一緒にいられるから。

症状が進んでいたんでしょうね。

認知症の中核症状に、時間や場所の感覚がなくなる「見当識障害」[※5]がありますが、それに近かったと思うんです。


そのカミさんの反応はちょっと唐突な感じがしたので、僕にとってもショックでした。入院とか、お母さんが亡くなったりとか、いろいろなことが重なったせいもあったかもしれません。長い入院だった……。

……。いや、違うな。日記を見ると、入院していたのは39日間です。そうか、39日だけなんですね。

介護をしていると時間の感覚が狂ってしまいますね。1年くらい入院していた気がするけれど……。

お母さんが亡くなったことを認識できなかったと言いましたけど、やっぱり頭のどこかではわかっていた気もするんです。お葬式から病院に戻ってきたら、「私、がんばる。一生懸命食べてここを出る」って前向きな言葉を言い出してね。体重が何kgになったら退院、ということになっていましたから。

少しずつ明るさも出てきて食べられるようになり退院することになりました。がんばったと思います。

ただ、退院したあとが大変でした。

暴れるのには理由がある

ある日、営業で外回りをしていたら、母から電話がかかってきたんですよ。「2階から凄い音がするのだけれど、何か工事でも入ってるの?」って。僕たちは両親と二世代住宅

※5　現在の時刻や場所が正確に認識できなくなる症状。認知症になるとほとんどの人にあらわれる中核症状のひとつ。

で同居していたんです。

工事なんて頼んでないのに変だな、と思って帰ってくると、2階のベランダでカミさんがニコニコして手を振ってる。でもよく見ると、家の前の道路に、リビングの椅子がバラバラになって捨てられてるんですよ。

びっくりして2階に上がったら、唖然としましたね。家の中が滅茶苦茶に壊されてるんです。テレビは床に投げられ、ベッドは破壊され、本棚に並べられた本はバラバラになって……。カミさんが、僕の留守中にやったんです。

そういうふうに、カミさんが暴れることはよくありました。夜中にいきなり殴られたり。僕なんて傷だらけでしたよ。

原因があるんです。僕が出かけて、閉め切った部屋にひとりで置いていかれて寂しかったり恐怖とかで混乱してしまうんです。理由なしに荒れたりはしません。

あと、カミさんが暴力を振るう相手は決まって僕。両親に手を上げたことは一度もありません。

認知症の人って、一番身近で、もっとも心を許せる人に乱暴になるんです。それ以外の人には、割といい恰好をしちゃう。認知能力が落ちているようでも、相手を認識して体裁を整えているんですね。

ひっぱたかれた介護者は当然イライラしますし、僕もそうでしたけど、それは認知症のことをわかっていないから。暴れるのにはちゃんと理由があるから、その理由を取り除ければ意外と穏やかに過ごせるんです。

カミさんの場合は、僕が放っておいたり不機嫌になったりするのがよくなかった。だから、家の2階を壊されてからは、営業のときは助手席にカミさんを乗せて外回りに行くようにしました。飼い犬も一緒に乗せてね。

家で仕事をするときも、仕事場は1階だったので、そのときだけはカミさんを1階に連れてきて隣に座らせていました。それだけでも、かなり落ち着きましたよ。

デイサービスには馴染めなかった

立派だって？　いやいや、今でこそ落ち着いて振り返れますが、当時はもうギリギリでした。時間の感覚がおかしくなるくらいで。

カミさんは53歳のときに介護保険で「要支援[※6]」と認定されました。当時は要支援1と2

※6　基本的な日常生活動作をほぼ自分で行うことができ、生活の一部で支援が必要な状態を指す。要介護よりも介護に必要な時間が短く、軽いとされている。「要支援1」と「要支援2」がある。

の区別がなくて、全部まとめて「要支援」だったんです。

その後、58歳で要介護5の認定を貰いましたから、50代は急激に症状が進んだんですね。本当に必死でした。

もちろんケアマネージャーはついたんですが、本人が会うことを拒否していたので話にならなかった。ケアマネージャーさんが来ると部屋に閉じこもっちゃうんです。それで、ドアに枕とかをバンバン投げつける。反発してるんですね。

でも気にはなるようで、僕とケアマネージャーさんが話してると、ベランダに出てそっと聞き耳を立てていたりもしました。介護認定調査[※7]も拒むので、大変でした。

デイサービスも、もちろんダメです。

一度カミさんとデイサービスの見学に行ったこともあるんですが、やっぱり、いる人はみんなお年寄りじゃないですか。カミさんは若年性認知症だから、馴染めないんですよ。若いだけあって体もよく動きますしね。

そういういろいろな公的サービスが使えないから、介護は僕がやるしかない。本当にギリギリの毎日でした。

徘徊を追う日々

すごく恐ろしかったのが、カミさんが徘徊するようになったことです。

2010年の6月、家の1階で仕事をしていると、ふとカミさんが家にいないことに気付いたんです。2階にいたはずなのに。

必死に捜していると、2時間くらい経った頃、警察から電話がありました。カミさんが高速道路を歩いているところを保護したと。僕はこういう場合に備えて、カミさんの服のポケットに連絡先を入れておいたので、それを見て電話したんですね。

ぞっとしましたよ。車にはねられてもおかしくなかったし、もしそんなことになったら、はねた車の運転手の人生も狂わせてしまう。

それで僕は地域の徘徊SOSネットワーク[※8]に登録し、家のドアも、鍵なしでは内側から開けられないものに交換しました。カミさんは、ひとりでは外に出られない代わりに2階

※7　要介護認定申請後に行われる聞き取り調査。市区町村の認定調査員が自宅や施設等を訪問して本人や家族に聞き取りを行い、要介護者の心身の状態を確認する。介護保険サービスを利用するために必要な調査。

※8　高齢者が行方不明になったときに、警察だけでなく、地域の生活関連団体等が捜索に協力して、すみやかに行方不明者を発見保護するしくみ。

のベランダを歩き回るようになり、トイレもそこでするようになりました。言ったようにカミさんの暴力もあるから、僕はいつも傷だらけです。

自分ではわかりませんでしたが、限界が近づいていたんだと思います。

この頃のカミさんは、一緒に犬の散歩に出かけると、スキを見て逃げ出すんですよ。僕は走って追いかけて、連れ戻す。

でも、いつものようにカミさんが逃げ出したあるとき、すごく恐ろしい考えが頭に浮かんだんですね。「もう追いかけるな。放っておけ」という。

……我に返った頃には、カミさんはもうずいぶん遠くまで走っていっていました。あわてて追いかけて連れ戻すことができました。すごく疲れていたと思います。

介護をしている知人も、入浴を助けているときに、ふと「このまま手を離したら……」と考えたと言っていました。介護をしていると、そういう悪魔の声が聞こえる瞬間があるんです。

そこに、今度は両親の介護がはじまりました。

一番大事なのは命を守ること

シベリア帰りのうちの親父は、90歳を過ぎても現役で会社をやっていたくらい元気でした。でも、カミさんが徘徊して高速に入る事件の前の月だったかな、駅のホームを踏み外して線路に落ちてしまい、頭がい骨骨折に脳挫傷という大怪我を負ってしまったんです。年齢が年齢ですから、正直、覚悟はしました。でも、親父は驚異的な生命力で復活してくれたんですよ。

ところがまもなく、親父は怪我が原因で認知症になってしまいました。脳血管性認知症[※9]という、脳の梗塞や出血が原因の認知症です。

母は親父より10歳若いんですが、もともと難病を持っていて、すでに要介護2でした。でも母はすごくがんばっちゃって、献身的に親父を介護してくれたんですね。親父のショートステイも考えたんですが、本人が嫌がって無理でした。

※9　脳梗塞や脳出血など、いわゆる脳卒中に併って起こる認知症。抑うつ症状や不安、意欲低下、感情鈍麻（喜怒哀楽の感情表現が乏しくなること）や感情失禁（感情のコントロールができなくなること）、動作緩慢などを伴うことがある。

だから、トリプル介護ということになるけれど、僕ががんばるしかない。そのときはそう思ったんです。

でも、その年の秋には、あれだけ気を付けていたのに、またカミさんが徘徊してしまった。また警察から電話があって、「奥さまが電車を止めてしまった」と。運転手さんが気付いたのでカミさんは助かりましたが、線路に入ってしまったんです。

それでも僕は、ひとりでみんなを介護するつもりだったんですが、たまに相談に乗ってもらっていたデイサービスの所長さんに言われたんです。「一番大事なのは奥さんの命ですよ」と。

その言葉を聞いたとき、今まで張りつめていた気持ちが崩れました。僕は、カミさんを入院させることを決めました。

医療保護入院

その晩秋、僕は診察だといってカミさんを病院に連れ出しました。主治医に事情を話すと、今日、このまま入院させようと言われました。医師が必要だと判断すれば本人の同意なしで入院させられる「医療保護入院[※10]」です。

主治医は、だいぶ前からカミさんを入院させるように勧めてはいたんです。それはカミさんの症状の進行もあるけど、僕の心配をしていたから。あとから言われましたが、当時の僕は痩せ細って表情もなく、介護うつ[※11]を疑っていたみたいです。

　自覚症状がなかったわけではないんです。いつからか、仕事相手と話していると妙に動悸がして話せなくなることが増えました。主治医に相談したこともあって、そのときは「社交不安障害」と言われましたね。

　でも、カミさんは僕以外の人間に介護されることを強く拒むから、入院させたくはなかった。何よりも本人が嫌がりましたから、なんとか僕が在宅で見ていこうと思っていました。

「入院」という言葉を聞いたカミさんは叫びましたね。「絶対に入院なんてしない」って。でも、すぐに看護師がカミさんを取り囲んで……あまりに暴れて抵抗をするのでベッドに手足を縛り付けました。

　カミさんは泣きながら言うんです。「私、なにか悪いことをしたの？」って。何もして

※10　精神科病院の医師が家族らの同意を得て、患者を強制的に入院させる制度。
※11　介護を通して溜まった疲れやストレスなどが原因となって発症するうつ病。

ないですよね。

「こんなにお父さんが大好きなのに、どうして？」とも言われました。「好き」なんて言われたのは初めてでした。そういうことは言わない人だったんです。でも、こんな形で告白されるとは思ってなかった。

僕も泣きました。カミさんは何も悪いことなんてしてないんですから。でも、しょうがなかった。それしか方法がなかったんです。

両親と妻、全員が認知症

カミさんが入院してから、親父の認知症も進んでいきました。

僕が家にいなかった真夏のある日、親父が突然「シベリアに行く」と言って、セーターやコートを着込んで家を飛び出したことがありました。戦争中だと思っちゃったんですね。母は追いかけていってなんとか親父を捕まえたんですが、家の前の坂の下で、2人で一緒に倒れ込んでしまった。それで、もう母親に親父を任せるのは無理だと悟り、親父にもカミさんと同じ病院に入院してもらいました。毎日のように病院へ行き、2人を見ることができました。

親父は1年ほど後に亡くなりました。100歳まで生きると言ってたんですけどね。亡くなる直前に病室に親族が集まったときは、カミさんも来ましたよ。

それからは、カミさんの病院に通いながら母親の介護をする生活でした。母にも認知症の症状が出はじめていたんです。波はありましたけど、カミさんの調子は落ち着いていましたね。

カミさんはもう、僕のことを旦那だとは認識できなくなっていました。でも、僕が行くと本当にうれしそうにニコッと笑う。誰かはわからないけれど、一番好きな人だっていう意識は残ってるんです。

それだけで、僕は本当に救われました。


母の認知症もだんだん進んでいって、トイレがひとりではできなくなりました。それで、最後は母親と同じ部屋で寝てましたね。母親の指と自分の指を毛糸で結んで、トイレに起きたらわかるようにね。

デイサービスは週6で使っていました。朝、母をデイサービスに送り出したら仕事をして、夕方に迎えをして晩ごはんを食べさせる。そして6時になったらカミさんの病院に行って夕飯の食事介助をして帰ってくる、帰ったら母を寝かせ、ようやく僕の晩ごはん、という毎日でしたね。そういう生活を2年くらい続けたあと、母も亡くなりました。

延命をするべきか

いつからか、決めていたことがあるんです。それは、もしカミさんの延命が必要になったとしたら、拒否するということ。

だって、認知症の進行は止められないし、普通の人より少し短いかもしれないけれど、ぎゅっと凝縮された人生を精一杯生きてきたんです。もういいんじゃないかと思っていました。

カミさんは、64歳のときに肺炎にかかりました。誤嚥性肺炎[※12]です。

この病気になるのはもう3回目でした。認知症の人は誤嚥性肺炎になりやすいんですよ。飲み込むのが上手くいかず、食べ物や唾液が気管に入って炎症を起こすんです。だんだんと食べ物が上手に飲み込めなくなっていたカミさんもそうでした。

これは、とても怖い病気です。誤嚥性肺炎で亡くなる人は大勢います。致命的な病気なんです。

カミさんは、いったん内科に移って治療を受け、なんとか回復して精神科に戻りました。でも、もはや食べることが危険なことは明らかでした。もう一度誤嚥性肺炎になったら、今度こそ助からないかもしれない。だから、別の方法で栄養を摂ることを考えなければいけなくなりました。

手段はいくつかあるんです。お腹に穴を開けて胃に直接栄養を流し込む「胃ろう」が有名ですが、他にもたとえば、「中心静脈栄養」（ＩＶＨ[※13]）という高カロリーの点滴とか。僕はどういう手段がいいのか、主治医の先生に聞いてみたんです。そうしたら先生は、こう言いました。

「奥さまが認知症と診断されて12年が経ちました。これ以上、何かするべきなのでしょうか」と。

何もしないということは、つまり、カミさんを看取るということです。先生は延命するかどうかを聞いていたんです。

このまま最低限の、腕から水分を入れる末梢点滴だけを続けて看取るなら、最期まで精

※12　食べ物や唾液などが誤って気道内に入ってしまうことから発症する肺炎のこと。
※13　心臓近くにある太い静脈に水分・電解質・栄養を補給する高カロリー輸液の点滴。

神科で面倒を見られる。でも、もし延命を望むなら、精神科では難しいので、胃ろうの手術ができる他の病院に移っていただくようになると、先生は言いました。先生は、カミさんの止めようがない症状の進行と、僕のことも考えて話してくれていたんです。

その頃にはもう、カミさんと意思の疎通はできなくなっていました。60歳くらいから、言葉が出なくなっちゃったんですよね。その頃に聞いたのが最後の言葉だったかな。

だから、本人がどう思っているかはわかりません。生きたがっているかもしれないけれど、「どうしてこんな苦しい思いをさせるの」と思っているかもしれない。入院するときにあれだけ抵抗したカミさんですからね。

もし本人が嫌がってるなら、お腹に穴を開けてまで生きるなんて、望まないでしょう。病院を移ったり、やらなければいけないことも多い。

でも、もし、生きたがっていたら……?

絶対に死なせたくない

このときが、僕の介護人生で、一番苦しんだときかもしれない。

さっき言ったように、僕は延命をするつもりはありませんでした。でも、いざ胃ろうという具体的な選択肢を突き付けられると、それまでの自分が何も考えていなかったことに気付いたんです。

カミさんの命をどうするかの判断が、僕にゆだねられている。悩んだなんてものじゃありません。どうしようどうしようと、あえぐうちに朝になる。夜はまったく眠れず、うつ病だと診断されました。

僕は、「もし」末梢点滴だけにしたら、カミさんはあとどれくらい生きられるのか聞いてみました。

「1か月ほどです」という答えでした。

その答えを聞いたときだったと思うんですが、急に、「カミさんが死ぬ」ということがリアルな感覚として迫ってきたんです。そして同時に、「絶対に死なせたくない」という気持ちも湧き上がってきた。

だって、カミさんはもうしゃべることはできないけれど、僕が話しかけると笑うし、呼びかけると反応するんですよ。僕のことがわかってるんです。

それはつまり、生きているということです。

そういう人が、1か月後にこの世にいないなんてことがあっていいわけがない。僕は、胃ろうを実施してもらうよう先生に伝えました。

胃ろうによって回復するまで

その後は大変でした。胃ろうができる病院のベッドがなかなか空かなくて、転院するまで1か月かかりました。

宣告された余命の日数が尽きかけた頃、ようやく受け入れてくれる病院が決まりました。転院してもすぐに胃ろうにはできません。3か月も何も食べていないから、胃が働くかどうか、まずは鼻から胃に管を入れる「経鼻経管栄養[※14]」で確かめることになったんですが、それでまた誤嚥性肺炎になってしまった。

これでは胃ろうはとても無理だということで、結局、中心静脈栄養（ＩＶＨ）に落ち着いてしまったんです。しかし今度は、血管に雑菌が入って感染症になってしまいました。メチシリン耐性黄色ブドウ球菌感染症（ＭＲＳＡ[※15]）というやつですね。

ＩＶＨさえできなくなったら、カミさんはもう死ぬしかないんです。延命を決めてからここまで、2年が経っていました。2年間何も口にしていないカミさんの体重は28kgにまで落ちていました。

でも僕は諦められなかった。病院にとっては迷惑な家族だったかもしれませんが、もう1回だけ胃ろうにチャレンジしてくれませんかと頼み込んで、また経鼻経管栄養で胃が動くか試してもらったんです。

僕は病院に行くたびに1時間かけて自己流の口腔ケアとリハビリをしていたんですが、その結果、ごくんと唾液を飲み込むことも出来るようになっていたので、大丈夫な気がしていたんです。

そうしたら、動くんですよ。嘔吐も下痢もせずにしっかり栄養を吸収してくれて。2年間何もしてなかったカミさんの胃は動いてくれたんです。

それで、これなら胃ろうもできるんじゃないかと診断をされ、胃ろう造設手術をしました。手術は成功して、カミさんの体重は半年で10kgも増えたんですよ。また笑顔も出るようになってね。彼女は今も生きています。

僕は何も、誰もが延命措置をとるべきだと言いたいのではありません。家族会の知人でも、奥さんの延命措置をきっぱり断って、静かに見事な看取りをした人もいます。

※14 病気などで口から食事を摂ることが難しい場合や、誤嚥の危険性が高い場合に栄養を補給するために行われる方法のひとつ。鼻の穴からチューブを挿入して胃や腸まで通し、栄養剤を注入する。

※15 抗生剤が効きにくく、院内感染を起こす代表格の細菌。

介護に正解はありません。でも、家族が悩みぬいて出した結論は、どれも正解だと思いますよ。

家族会に救われた

今でこそ僕は、いろいろな人の前で認知症について話すことがありますが、もともとは何も知りませんでした。社会にある、認知症の人を助けるさまざまな仕組みをです。

ちょっと話が逸れますが、日本の福祉は「申請主義」だとよく言われます。支援が必要な人が自ら窓口に行って申請をすれば、丁寧に教えてくれるという意味です。

でも逆に、役所のほうから支援が必要な人に対して「こういう制度があるんですよ」と教えてくれることは滅多にない。受け身でいるとなんの支援も受けられないのが実情なんです。

それともうひとつ。お役所は縦割りですから、他の部署に支援制度があったとしても、まず教えてはくれません。基本的にどこも、自分のところの話しかしないんです。

だから、日本で介護をするということは、積極的に情報を集めなければいけないということです。受け身じゃダメ。

実際は、カミさんのような若年性認知症の人に対しても、たくさんの支援制度が用意されています。でも、自分から動いて申請しないと、そのほとんどを取りこぼしてしまうんですよ。

僕とカミさんはこういった制度にとても助けられましたが、じゃあどこで知ったのかというと、全部、家族会なんです。

僕は診断の翌年に、2つの家族会に入っています。「認知症の人と家族の会」の神奈川県支部と、「若年性認知症家族会・彩星《ほし》の会」です。自分が認知症だと認めることに抵抗があったカミさんも、家族会だけは顔を出せたんですよ。デイサービスは最後までダメだったんですけどね。

家族会の何がいいって、周囲の人々が支援制度を教えてくれるところです。

先日も、住宅ローンの支払いが苦しくて家を売ってしまったという若年性認知症の方がいたんですが、その方がもし「高度障害特約」[※16]を申請して認められていたら、ローンは全

※16 病気や怪我により身体の一定の機能が重度に低下している状態。生命保険に関連して使われる言葉で、生命保険に加入している人（被保険者）が高度障害状態になると、死亡保険金と同額の高度障害保険金が支払われる。

額免除されたかもしれないんです。皆が知らないだけで、日本にはそういう支援制度がたくさんあります。情報が入ってこないと、何千万円も損をすることになりかねません。

そしてもうひとつ大切なのは、同じ介護家族が支え合い、認知症を理解することです。認知症の介護をする家族は孤立し、疲れ切っています。周りの人に話してもなかなか理解してもらえません。

でも、家族会に参加する人は同じ悩みや苦しみを持っていますから、そこで話をすれば、励まされ、笑顔も出てきます。また明日からがんばろうと思えますから、とても大事です。居場所と仲間ができるんですね。

だから、認知症の介護当事者になったら、すぐ、近くの家族会を探して入るべきです。

僕は今、自分が入っている2つの家族会の世話人もやっています。教わる側から、教える側に回ったんですよ。

介護福祉士になった息子

僕には息子がひとりいるんです。でも、カミさんの介護は一切手伝わせなかったです。本人は心配してくれてはいたけれど、負担をかけたくなくてね。

その息子なんですが、介護福祉士※17の資格をとって、特別養護老人ホームの相談員になったんです。しかも、息子のお嫁さんは精神保健福祉士[※18]。今は独立して自分の事務所を持っています。父と母がいた1階に住んでるんですよ。

本人は何も言いませんけど、カミさんの影響はあっただろうなと思います。

2020年にコロナがはじまってからは、カミさんとはずっと会えていなかったんですが、最近になって、タブレット越しに会えるようになったんです。こないだも、職員さんがカミさんのところにタブレットを持って行って「お父さんが来たよ、見える？」って言ったら、カミさんが声を出して泣くんですよ。職員さんもびっくりしてね。僕が行ったときだけなんですって。

寝たきりで、もう話すことはできないけれど、僕のことはわかるんです。感情が残っているんだと……。胃ろうの栄養のおかげで、髪も真っ黒で色艶もいいんです。

何を考えているのかはわからないけど、カミさんが生きているという事実だけで、僕や

※17 数ある介護の資格の中でも唯一の国家資格。介護福祉士国家試験に合格し、登録を行うことで国に認められた介護職員となる。

※18 主に精神保健福祉分野で活動する専門職の国家資格。心に病を抱えた人がスムーズに生活を営めるように、相談や生活支援、助言、訓練、社会参加の手助け、環境調整などを行う。

息子たちが幸せになるんです。一生懸命生きるカミさんは、僕たちに幸せを振りまいてくれているんですよ。

解説 「延命」ってなんだろう？

家族会の意義の大きさ

三橋さんを救った「認知症の人と家族の会」は、全国47都道府県に支部があり、本部は京都にあります。その他、認知症の本人や家族を対象にした家族会は、日本各地で開催されています。

家族会にはそれぞれ個性がありますが、認知症介護の悩み相談や情報交換ができる場という面では共通していると思います。情報が手に入ることの価値の大きさは、三橋さんのストーリーを読んでくださった方ならおわかりでしょう。

それだけではありません。同じ境遇の仲間に出会うことで心強くなり、気持ちが理解されることで楽になり、明日の笑顔の介護に繋がっていきます。仲間に支えられ、ときには自分が仲間を支える経験ができる家族会。

認知症介護を始めたら、ぜひお近くの家族会を探してみてください。

合言葉は「嘘も方便」

介護が始まったら、できるだけ早い段階で、デイサービスやショートステイを利用し、家族が介護から離れる時間を作っていくことは理想のかたちです。

しかし、三橋さんの奥さまのように、認知症の方がデイサービスを拒否することはよくあることです。特に若年性認知症の場合は、周囲との年齢差に驚き、なかなかその場に馴染めないという問題も出てきます。

私の母も最初はデイサービスを嫌がりました。頑なに嫌がるので「動物園に行こう」「ちょっとお散歩しようね」などと、嘘をついてデイサービスへ連れ出すこともありました。

当時私は、ケーブルテレビのキャスターをしていましたから、母がデイサービスに行ってくれない限り、仕事ができなかったのです。嘘をついてでも必死にデイサービスへ行ける方法を考えたわけですが、この状況が、逆によかったのかもしれません。早い段階から、介護から離れる時間を確保し、自分の精神の安定を保つことができたからです。

嘘をつくことは残酷なようですが、介護では「嘘も方便」だと思っています。介護をする人が倒れてしまっては、そもそも介護が成り立たず、介護される側も不幸になります。

それに、時間はかかるかもしれませんが、デイサービスに馴染むことができたら、本人の生活にもメリハリがつくものです。私の母なんて、いつの間にか大好きな職員さんができて、手を繋いでスキップしてデイサービスへ行くようになりました。あれだけ嫌がっていたのに。

これを読んでくださる皆さんは、これからの在宅介護のためにも上手に嘘をついて、デイサービスの職員さんの協力も得ながら、介護者の自由な時間を確保するようにしてください。

「延命」という言葉への疑問

三橋さんの奥さまは、胃ろうという「延命措置」をしています。

しかし私は、胃ろうがすべて延命措置であるとは思いません。延命措置というのは、終末期に一時的に命を延ばす行為です。

まだ60代だった三橋さんの奥さまは、終末期と言える状態だったのでしょうか。呼びかけにも反応し、笑顔もありました。ただ、食べることができなくなったために、胃ろうを造設したのです。

延命措置を望まない、という方はたくさんいます。でもここで考えてみていただきたいのですが、延命治療を望まない皆さんが、もし明日、何かの理由で口からものを食べられなくなったとき、胃ろうをして生きることを望みますか？　それとも死を受け入れますか？

胃ろう＝延命措置という考えに立つならば、死を受け入れることになりますよね。それでいいのでしょうか。

胃ろうの造設は、二度と口からものを食べられなくなることを意味するのではありません。回復次第では再び口からものを食べることも可能だということを忘れてはなりません。だとすれば、私は、胃ろうには「延命治療」と「積極的な治療」の２つの意味があると思います。この先に回復の可能性を持ちながら胃ろうを選択することは、積極的な治療と言えるのではないでしょうか。

三橋さんの奥さまは一時的に命を延ばしたのではなく、胃ろうをしてから現在まで長い間、ご主人を笑顔で支えてきました。そのご主人は現在、家族会の世話人になり、認知症介護で悩む家族の相談に応じています。三橋さんに救われた方も多いでしょう。

奥さまの笑顔が三橋さんを支え、三橋さんが他の家族を支えているのです。

皆さんが今後、胃ろうの判断を迫られるようなことがあったら、胃ろう＝全て延命措置と捉えずに、主治医からしっかりと話を聞き、決断してほしいと願っています。積極的な医療としての胃ろうもありえるからです。

4章 地方にいる親を介護することになったら

野口遼一（61）。神奈川県在住。大学進学と同時に上京して以来地元を離れていたが、40代後半のとき、母親が認知症を発症。定年退職した現在は、少しずつ生活の軸足を地元富山県に移している。

それは1本の電話で始まった

2007年の10月、日曜日の早朝だったかな。まだ暗い5時くらいに、いきなり富山のおふくろから電話が来たんです。

寝ぼけながら出たら、「お金を盗んでしまったので、これから警察に捕まる」とか言うんですよ。

訳わからないですよ。たぶんおふくろは一晩中起きていて、それで電話をかけてきた感じでした。

「いくら盗んだの？」って聞いたら「600万円」だって。どうも変だから、富山に帰って姉と一緒におふくろを精神科の病院に連れて行ったら、老人性のうつ[※1]だと言われたんです。

親父が亡くなったあと、おふくろは毎年、ゴールデンウィークには神奈川の私の家に遊びに来ていて、その年も5月には会っているんです。新宿のコマ劇場なんかに連れて行ったかな。そのときは何ともなかったんです。

ただ、今思い返すと予兆みたいなのはありましたね。夏ごろ富山の姉から、おふくろの様子がちょっとおかしいって電話がありました。姉が実家におふくろの様子を見に行っても、やっぱりちょっと変だと。

家が荒れててごはんも作れなくなってるって。近所の人が心配してごはんを作ってくれていたみたいです。田舎だからね。

姉はたまに行って家事をやっていたらしいんですが、彼女も嫁いでて、おふくろと一緒に住んでいるわけじゃないから、おふくろの変化を毎日見てたわけじゃない。その夏におふくろに何があったのかはわからないですね。

そうだ、話してて思い出したんですが、ゴールデンウィークの少しあとに妙な電話がかかってきたこともあったな。

「近所の人が寄ってたかって私をいじめる」みたいなことを言うもんだから、「訳のわからないことを言うなよ」と怒って切った記憶があります。今思うと、あれも……。

※1　65歳以上の高齢者がうつ病を発症したときに用いる表現で、正式な病名ではない。

それで秋にはさっき話した早朝の電話があって、私と姉で大きな病院に連れて行ったらうつだと言われて薬が出た。で、しばらく様子を見たんですが、よくならないので、精神科の病院に入院することになったんです。年末でしたね。

そこでは、軽い認知症だとも言われた記憶があります。おふくろはそのとき、72歳だったかな？　私は46歳でした。

地元に暮らす姉の言い分

おふくろは割と社交的な性格で、友達と遊ぶのが好きでした。親父が亡くなったあとはむしろ元気になって、あちこち旅行に行くような、そんな人です。専業主婦じゃなくて、外で働いてました。事務員をしてたな。

入院は長くて、たしか1年近かったです。今思うと、あの1年間が自分にとっては一番きつかったかもしれない。

もちろん、介護が大変だって話はメディアでさんざん見聞きしてましたけど、まさか、こんな形で自分の身に降りかかってくるとは思ってなかった。いつかはと覚悟していたつもりだったけれど……。

きつかった要因はいくつかあるんですが、姉との関係が悪くなっちゃったのもありますね。「私は嫁いだんだから、あなたが母の面倒を見るべきだ」と、そこまではっきり言われたわけじゃないんですが、そんな雰囲気を感じました。

「母親を病院に連れて行ってるのは私じゃないか」とも言われましたね。私は神奈川にいるわけですから、母親のそばに住んでいる姉からすると、負担が平等じゃないという不満もあったかもしれないですね。

でも、そう言われてもどうしようもないじゃないですか。私は独身だけど仕事があるし、30年近く富山を離れて暮らしていたわけですから。

「そこまで言うなら、オレが会社辞めて帰っておふくろの面倒を見る。でも姉弟の縁は切るからな」って、そんなことを言っちゃって、ケンカになったこともありました。

いや、売り言葉に買い言葉じゃなくて、本気でそう考えてもいたんです。会社を辞めて、富山に帰ろうかと。

ピンチは突然やってくる

私は大学進学と同時に上京したんですけど、上京して最初に住んだのが大学に近い小田急線の経堂でした。それで小田急線になんとなく愛着が湧いちゃって、その後、神奈川の小田急線沿いにマンションも買いました。

おふくろが入院したのは、私が上京してちょうど30年くらいの頃ですかね。生活の軸足は、もう完全に神奈川にあったわけです。

普通のサラリーマンですけど、勤め先は一部上場だったからお給料は十分だし、こっちに来てから知り合った友達もたくさんいました。

趣味は酒を飲むことですかね。飲み屋での知り合いもけっこういますよ。結婚はしてないですけど、こればっかりは、まあ、縁がなかったということでね。

要するに、私は神奈川でけっこう楽しい人生を送っていたんです。不満がないわけじゃないけど、もし突然死ぬことになっても悔いはないなというくらいの。

そこに突然、おふくろの介護が降りかかった。

今にして思えば、富山に帰るなんて選択肢はありえないですよね。50手前の男が田舎に帰って仕事にありつけるとは思えないし、よしんば見つけたとしても、東京の一部上場企業と同じ条件のはずがない。収入がないんじゃ、介護以前に親の面倒を見ることさえできないですよ。

だいたい、介護経験ゼロの人間が帰ったところで、何かやれることがあるのかという問題もありますよね。

でも、やっぱり人間、追いつめられると判断力が落ちるんですよ。当時はそういうことまで想像が及ばずに、本気で富山に帰ろうと思い詰めてしまったんです。親の介護を他人に任せるのは恥だ、みたいな意識もあったのかもしれません。

だけれど、やっぱり持つべきは友人、知人ですね。飲み友達や知り合いに相談すると、みんなが口を揃えて「帰るべきじゃない」と。今思うと当然ですけど、当時の私にはピンとこなかった。

よく覚えているのは、「お母さんの残り10年のために、あなたの人生を犠牲にするべきじゃない」と言われたこと。そして、そういう判断をすることは、決して冷たいわけじゃないんだとも。

もっともだと思いますよ。今となっては。

ただ、介護は突然やってきます。そのときに、ひとりで冷静な判断をするのは難しいですよ。だから、周囲とのつながりは大事ですね。

親の懐事情を知る

おふくろは1年近い入院のあと、富山市内の住宅型有料老人ホーム[※2]に入りました。ホームに入ってからは落ち着いていましたよ。

今振り返ると、私は恵まれていたとも思うんです。というのも、お金の苦労がなかったから。

親父は国鉄というしっかりしたところに勤めていたし、おふくろも働いていたので、ちゃんと老後のお金を貯めてくれていたんですね。

もちろんおふくろが元気な頃は親の懐事情なんて知らなかったし、興味もなかったんですけど、施設に入れたらそうもいかないじゃないですか。それで調べてみたら、おふくろ、かなりの額の年金を貰っていたんでびっくりしました。

だから、おふくろの介護に対して、僕ら姉弟の持ち出しはほぼゼロなんです。それこそ、おふくろを病院に連れて行くときのガソリン代とかそのくらい。ありがたい話ですよ。

そのおかげか、姉とのいざこざも、最初のケンカ以降は特にありませんでした。もしお金の問題が生じてたらと思うと、ぞっとしますね。

自分の収入を減らすことのリスク

短絡的に判断しないことが大事ってことですかね。

いざ介護となるとパニックになって、「オレが親を助けるしかない」と思い込みがちだけど、一度冷静になったほうがいい。仕事を減らしたり変えたりして収入を減らすのは、大変なリスクだと思うんです。

それに、今になって心から思うんですが、介護ってプロの仕事ですから、私たち素人にできることは限られるんですよね。当時は本気で富山に帰ろうと思ったんですが、落ち着いて振り返ると、私が富山に帰ってもやれることなんて全然なかったと思う。むしろ、私が限界を迎えて倒れたりしちゃったかもしれない。

なので、自分の仕事は仕事でちゃんとやりつつ、介護はプロにお願いするのが一番いいと思うんです。介護する人にとっても、される人にとっても。

※2　民間が運営する高齢者向けの入居施設。食事、洗濯、清掃等の生活支援サービスや見守りサービスを受けることができる。月額料金は施設により幅がある。

親の介護が必要になる人って、40代とか50代が多いと思うんですが、それくらいの年代なら周りにはきっと介護経験者がいるはずです。周囲に言わなくても、今まさに介護をしている人もいるかもしれない。

僕の場合は飲み友達の助言が大きかったわけですが、彼らも介護を経験していたんでしょうね。僕より少し年上の人が多かったし。

普段はバカな話で盛り上がるみんなが、本当に真面目な顔でアドバイスをしてくれるんですよ。それは、彼らも同じ思いをしたからだったのかもしれないですね。

あのとき、ひとりで結論を出していたら、絶対に道を誤っていたと思います。

退職後のこと

おふくろの話に戻すと、施設ではかなり楽しそうにしていました。介護のプロが見守ってくれるし、三食が出るしで、私も姉も安心できましたね。

おふくろが元気な頃は、私がおふくろに会うのは年2回でした。毎年のゴールデンウィークにおふくろが神奈川に来るのと、正月に私が富山に帰るのと。

でも、おふくろがホームに入ってからは、2か月に1回くらいのペースで、有休を取って帰るようにしていました。有休を使わなくても帰れるんですが、どうせ戻るならのんびりしたいですから。

当時は北陸新幹線が開通してなかったから、上越新幹線に乗って越後湯沢で乗り換えてと、3時間以上かかりました。今なら2時間半くらいで着きますね。昔を知ってる私からすると、本当に近くなりましたよ。

その頃おふくろは、まあ、楽しそうにしていました。症状も、小康状態というか、そんなに急には進まなかったですね。家事ができなくなっている自覚もあったみたいで、家に帰りたいと言い出すようなこともありませんでした。

その状況が辛くなかったというと嘘になるかな。おふくろが認知症になっちゃって、しかもそのおふくろは家じゃなくて施設にいる。やっぱり悲しいですよ。


そうやって2010年代が過ぎていきました。50代になった私は相変わらず仕事を続け、飲み屋に行き、休みの日はスーパー銭湯に行ったり、まあ、そんな日々です。

でも、50代半ばで決めたことがあったんです。

60歳の定年を迎えたら定年延長はせず、神奈川のマンションを売って富山に戻ろうと。別におふくろの介護をしようってんじゃなく、やっぱり、帰りたくなったんですよね。

それでちょっとずつ準備も進めました。姉とも話して、実家はおふくろが生きている間はそのままにしておいて、いつかおふくろが亡くなったあとは富山の駅前にでも中古マンションを買おうかなと。

というのも、富山は雪がすごいですから、一戸建ては雪下ろしが大変なんですよね。それに、神奈川でもずっとマンション住まいだったわけだから、今さら一戸建てもね。

ところが2020年、私が58歳のときにコロナがはじまって、おふくろの症状が急激に悪化したんです。また、いろいろな妄想もぶわーっと出てきてね。

それまで要介護1だったのも一気に要介護4まで上がって、おふくろは寝たきりになりました。それで、今の病院に移りました。

医者の話では軽い脳梗塞もあったらしいんですけど、私は、社交的なおふくろのことだから、人と会えなくなったのが大きかったんじゃないかと思う。ひとりで鬱々としていたら、妄想が激しくなることもありますよね。

40年ぶりの地元での生活

実は、今の私はもう、半分富山に戻っているんですよ。昨年定年退職して、神奈川のマンションは売りました。神奈川には今でも小さなアパートを借りています。それで、月の半分は富山に戻って、残り半分はこっちのアパートにいるんです。

上京してからの40年間、おふくろは、私に戻ってきてほしかったんですかね。心のどこかではそう思っていた気はします。

いや、諦めてたかな？「結婚もせずに、どうしようもない息子だ」なんて言ってましたからね。私も私で、富山なんて戻れるかって思ってましたから。東京には遊ぶところがたくさんあるのにってね。

富山では実家に住んでます。この1年は片づけをしたり、草が生え放題の庭の草むしりをしたり。腰や背中は痛くなるわで、富山を離れていた40年間でいかに体がヤワになったかということですよ。

たまに高校時代の友達と飲んだりね。まあ、みんな家庭があるからそうしょっちゅうは会えないけど。

しかし、富山も変わりましたよ。親父が家を建てた頃は、周りはずうっと田んぼだったのに、今は家がたくさん。スーパーもできて住みやすくはなりましたね。

万人に当てはまる正解はない

人生、どうなるかわからないものですね。おふくろが認知症にならなかったら、私は定年延長をして、マンションも売らず、今も神奈川に住んでいたと思うんです。それが今は、月の半分は富山で庭いじりをしてるんですから。

私の退職後の夢は、船であちこち海外旅行をすることだったんです。ヨーロッパもアメリカもロシアも、いろんなところに行きたかった。

そのために貯金もしていたんですけど、コロナのせいで旅行に行けなくなっちゃった。今も神奈川にアパートを借りてるのは、コロナが収まったあとの海外旅行のためでもあるんです。海外旅行をするなら、富山からより神奈川からのほうが断然、楽ですから。

それに、関東に40年以上住んだわけですから、こっちでできた友達もいます。自分ではまだ若いつもりだから、友達と別れるのも辛いしね。

おふくろは今、87歳です。

コロナがあるからあまり会えていないんですよ。2、3か月も会えない時期があったし、会えても10分くらい。

寝たきりだけど意思の疎通はできて、私が行くと、ちゃんと名前を呼んでくれる。ただ、元通り元気になることはないかなと覚悟もしています。

これは姉がかわいそうなんだけれど、介護が必要になってからのおふくろは、ちょっと姉にきつく当たるところがあったんです。女同士だからか、本人も言うように似たものどうしだからか、あるいは近くに住んでいる甘えもあったかもしれませんね。私は姉がおふくろのそばにいてくれるので安心できたんですけどね。

だから結局、私がおふくろたちと離れて暮らしていたのは、結果的にはよかったのかもしれない。私が富山にいなかったおかげで、バランスというか平穏が保たれていた面もあると思います。

年に1回、私の所に来て東京見物をしてね。いい晩年だったと思いますよ。

おふくろの様子が最初におかしくなってから、もう15年ですか。

今になって思うと、姉弟ゲンカも、仕事を辞めて富山に戻ろうと思ったのも笑い話ですよ。なんであんなバカなことを考えたんだろうって。

でもあのときの私は本気だったんです。

ただ、親元に戻らないのが正解だというわけじゃないです。私の場合はそうだったけど、他の人に当てはまるかどうかはわからない。みんな状況が違いますからね。介護は十人十色で、万人に当てはまる正解はないと思うんです。

解説 自分の人生と親の人生と

「できる人」が「やれる範囲」で

私が目指す介護は「自分の人生とともに歩む」ものです。介護がすべてではなく、自分の生活の一部に介護があるという考え方です。そうすると、今、何がもっとも大切なのかが見えてきます。

野口さんのように介護離職を考える方も少なくないと思います。でも、その前に立ち止まって考えてください。

その判断に、ご自分の人生も含まれていますか？ 好きなことをして、夢を追いかけられるプランになっていますか？

もしお金の心配がないのならば、私は「介護のために仕事を辞めるな」とは言いません。でも、人生をあきらめるな、とは言いたい。

そして、自分のやりたいことを実現しながら介護をするためには、介護保険のサービスだけでなく、介護保険外のサービスも含めて、さまざまな手を借りながら介護をしていく必要があります。支援を求めることは決して恥ずかしいことではありません。

家族間のトラブルを防ぐ意味でも、この考え方は重要になるかもしれません。

野口さんのお母さまに介護が必要になった頃、お母さまの近くに住んでいるお姉さまとの関係が少し悪くなってしまったとのことですが、こうした家族間でのいざこざはよくあります。「お前が介護をするべきだ」「少しくらい手伝ってよ」と介護を擦り付け合うトラブルが多いですね。

そんな話を聞くと、私はいつも思います。介護は、「できる人」が「やれる範囲」でやればいいと。できない人が無理してやるべきではありません。続かないからです。

お互いができる範囲で介護をして、自分たちだけでは手の届かない部分は、サービスを利用すれば、家族間での擦り付け合いは避けられます。

介護は家族だけで抱えるのではなく、他人の手を借りることが大切です。支援はたくさんありますから、情報を得て、上手に利用してください。

お金の余裕は選択肢を増やす

仕事やご自分のやりたいことを大切にすることは、巡り巡って、介護にとってもプラスになると思います。

野口さんは、幸いにもお金について家族間で揉めることがなかったとおっしゃっていますが、ここも重要なポイントです。

介護にはお金がかかります。

たとえば、有料老人ホームは月額約16万円からと、お金に余裕がなければ支払いが難しい施設です。特別養護老人ホームには、収入に応じた軽減制度がありますが、基本的に要介護3以上でないと入居はできません。また、待機者数が非常に多いのも問題です。

しかし、お金に余裕があれば、有料老人ホームや特別養護老人ホーム、グループホームなど選択肢は増えます。

在宅介護でも、デイサービスやショートステイを利用するにはお金がかかります。要介護度が上がれば上がるほど、利用回数が増えれば増えるほど、出費は増えるのです。

したがって、介護では経済的な余裕も重要です。そして、介護離職をせずに仕事を続けることは、定期収入の確保にもつながるのです。

介護が降りかかると、慌てて離職を考えてしまう方は多いのですが、一度深呼吸をし、立ち止まって考えてください。その判断は、本当に正しいのでしょうか？

野口さんにはぜひ、かねての夢である船での海外旅行を実現してほしいですね。介護をすることで、自分の人生を諦めなければいけない道理などありません。

介護をしている方も、積極的に自分の人生を生きてください。どれほど大切な方の介護であっても、介護は人生の一部でしかありません。

5章 介護で成長した家族

田中靖子（51）。大阪府在住。整骨院を営む実家で両親、兄とともに暮らしていたが、20代前半からは引きこもりがちな生活を送る。40歳のとき母親が認知症を発症。10年間の介護の末、家族とともに看取る。

引きこもりだった私

うちの一家はバラバラだったんです。ひとつの家に住んではいるんですけど、お互いにコミュニケーションがとれないんですよ。

まず、整骨院を経営しながら市議会議員もしていた父・昭善《あきよし》が「昭和の男」で、家族にきつく当たるんですね。母のことは家政婦扱いだし、2人いる兄貴たちのことも、全然褒めたりはしない。

上の兄貴は少し勉強もできたんですけど、真ん中の兄はコミュニケーションが苦手で、大変でした。公務員にはなったんですけど、仕事に行かなかったり職場でトラブルを起こしたりしてね。

そういうときに、職場に電話して謝ったりするのは決まって母でした。明代《あきよ》といいます。

私は……引きこもりだったんですよ。高校を出て専門学校に入ったまではよかったんですけど、その頃に拒食症になってしまったんです。23歳くらいだったかな。

その頃の私は体重が80kgあったんですけど、ふと思い立ってダイエットをはじめたんです。そうしたらどんどん痩せていって、達成感もあって面白くなっちゃったんですよ。38kgまで体重を落としたとき、生理が止まりました。ガリガリだから母も心配するんですが、私はもう拒食症になっていたんですね。「まだ太ってるから」と言って、食べては戻し、食べては戻し……。

まもなく、私は自律神経を病んで家に引きこもるようになりました。阪神・淡路大震災の前くらいです。

家では母に頼りきりでした。私、40歳を過ぎるまで包丁を握ったこともないし、通帳を見たことさえなかったんですよ！

私だけじゃないですね。兄貴も、それから、ある意味では父も母に依存していたといってもいいかもしれない。でも、誰も母に「ありがとう」なんて言わない。母が家族を支えるのを、当然だと思ってたんですね。

家族の真ん中に母がいて負担を全部背負いこんで、他の家族はバラバラ。そんな家族でした。「みんなに仲良くしてほしい」が母の口癖だったんですよ。

母はたったひとりで家族を支えていた

母は、いつも3時間くらいしか寝てなかったんじゃないかな。

家事を全部やるのに加えて、私や兄貴の世話はもちろん、父が経営する整骨院の事務作業とか、畑の水やりとかを全部やっていましたからね。そうだ、自分の両親と叔母の介護もしていました。

そんな超人みたいな母だから、うちの家族には「母だけは何があっても倒れないはず」っていう根拠のない思い込みがあったんです。それだけ頼っていたっていうことだと思いますけど。

その母がはじめて入院したのが、私が引きこもりはじめたすぐあとでした。

母はまだ50過ぎだったんですけど、もともと遺伝性の糖尿病を持っていたんですよ。でもロクに治療する暇もなかったからか、血糖値が上がりすぎて眼底出血を起こして目が見えにくくなり、さらには脚が血栓性静脈炎で切断寸前になり、全身が浮腫んで命も危ない状態でした。

大きな病院に3か月くらい入院して、なんとか脚は切らずに助かりました。私は、母が入院している間は一瞬だけ家事をがんばったりもしたんですが、母が戻ってきたら、また元通り。母に依存するようになっちゃったんですね。

そんな生活が10数年も続きました。

私は一応、柔道整復師の資格をとったんですけど、夕方だけ父がやっている整骨院に入って、あとは家にいる。まあ、引きこもりです。

上の兄貴は結婚して家を出ましたけど、真ん中の兄貴は相変わらず、職場で馴染めずに苦しんでいました。心根は優しいんですけど、他人とコミュニケーションがとれないんですね。家でも、私とは話せずに、母とだけ話していました。

母の負担はむしろ大きくなっていたかもしれない。というのも、父が市議会議員になったから、選挙があったんです。

うちは大阪狭山市という、まあ田舎にあるんですけど、だからこそ選挙はお祭り騒ぎなんです。事務所を用意して、挨拶回りをして……例によって母親が飛び回ることになるんですけどね。

最初の入院以降、母は血糖値をコントロールするためのインシュリンを打っていたんですけど、選挙期間中は忙しくて食事制限も注射もできず、インシュリン不足から来る極端な高血糖と、食べないことによる低血糖を繰り返していたみたいです。それが、母の脳にダメージを与えていたとあとで聞きました。

最初に認知症のような症状に気付いたのは、2011年の選挙のときでした。母が変なことを言ったり、服の上から下着を着たりしはじめたんですよ。「ヤバイ」とは思いましたけど、選挙期間中だから後回しになっちゃったんです。

でも、選挙が終わってても、ごはんが出てこないんですよ。「しんどい」とか言って。はじめはしょうがないなと思っていたんですけど、翌日も翌々日もごはんが出ないから、私がキレて「なんで！」って言うと、逆ギレしてスーパーのお刺身なんかを買ってくるんですね。

でも、見ると同じお刺身ばかり何パックも買っていたりする。それで、その年の秋に病院に連れて行くことにしました。近くの近畿大学病院の精神科です。

40歳の「社会人デビュー」

診断は、アルツハイマー型認知症でした。

家族はピンと来ていなかったみたいですが、私は本当にショックというか……信じたくなかった。だって、私は生活のすべてを母に依存していたんですから。

真ん中の兄貴は、母が認知症になったということを理解はできていなかったんですが、友達もいなくて母だけが頼りでしたから、やっぱり衝撃は大きいですよ。一家全体がパニックです。

いや、父だけは他人事という感じで、そんなに動揺はしていなかったかな。まだ議員の仕事が忙しかったですし、私が世話をすればいいと思ってたんじゃないですか。

ともかく、こうして強制的に私の「社会人デビュー」がはじまったんです。

私はちょうど40歳でした。何もしたことがない40歳だったんです。

最初にやったことは、母に代わってごはんを用意することかな。といっても料理以前に、ごはんを炊くことさえまともにできませんでした。炊飯器に水と米を入れてスイッチを押すだけなのに、水を入れ忘れて大変なことになったことも、何度かありました。

おかずも、料理するなんてとても無理で、せいぜいがスーパーの総菜なんですけど、さっき話したように通帳を見たことさえなかったから、お金を下ろすだけでも一苦労です。

カップ麺で済ませたこともありましたけど、糖尿病の母にそんなものを食べさせたら血糖値はバーンと上がってしまう。でも私は糖尿病のことをわかっていなかったし、母もインシュリンをよく打ち忘れましたから、体調はどんどん悪化していきました。

高血糖が続くと、いろんな病気にかかりやすくなるんですよ。

母はそれまでの糖尿病で神経にもかなりのダメージを受けていました。そのせいでおしっこが出なくなり、診断の翌月、膀胱炎で高熱を出して病院に緊急搬送されました。

母は年末まで入院し、尿道カテーテル、つまりバルーンを入れて退院しました。だから血糖値の管理に加えておしっこのチェックも私の仕事になったんですが、母は体はまだ動くから、大変でした。

意思の疎通はできたから、バルーンの使い方も教えてはみたんですけど、ちゃんと理解はできないんですね。他にも飼い犬を連れて出て行ってしまったりと、目を離せませんでした。母が尿の処理に失敗したり、感染症から熱を出して寝込んだりすることもしょっちゅうだったな。

この時期は慣れない家事に母の世話で、ちょっと思い出せないくらいバタバタしていましたね。「要介護4」の認定がとれたので、訪問看護師さんには週2で来てもらっていましたけど、それでも気は休まらなかったです。

できないことが増えていく

まもなくバルーンはとれて、「自尿」できるようになったんですが、引き換えに手もかかるようになりました。っていうのも、まだ会話はできるし体も動くから、家事をやろうとしてくれるんです。申し訳なかったみたいで。

たとえば私が料理をしていると手伝おうとしてくれるんですけど、やっぱり全然できないから、むしろ私がイライラしてどやしつけてしまう。

そういうことが続くうちに、母は、できないことが増えていきました。外に出てしまうことも多くなって、ますます目が離せなくなっちゃったんです。

ある日、母は「家に帰りたい」と言い出しました。「家はここでしょ」と言っても、聞かない。隣の河内長野市にあった母の実家に帰りたかったんですね。

しょうがないから、私は大急ぎで家事を終えて、母と電車に乗って河内長野に向かいました。実家まで連れて行って、「おじいちゃんはこのへんで畑を耕してたよね」とか話しながらね。

母の両親はもういないけれど、実家の隣には母の末の弟夫婦が住んでいたので、上げてもらいました。すると、ここ数年間ずっと険しかった母の顔がゆるんで、「いつもの母」の顔に戻ったんですよ。落ち着ける場所に戻ってほっとしたのかな。

ただ、私の余裕はどんどん失われていきました。母の介護以外に家事もあるし、少しだけど仕事もあるしで……母に手を上げてしまったこともありました。

いつだったか、ふと思い立って体重を量ってみたら、7kgも痩せていました。そりゃそうですよね。食べる時間もなければ、寝る時間もないんですから。

本当に追い詰められていました。

家族が変わり始めた

でもね、その頃から、真ん中の兄貴が少しずつ変わりはじめたんです。私がもう限界になって母を叩いてしまうと、どこからか兄貴がやってきて、母の手を引いて連れて行くんです。私がもういっぱいいっぱいなのをわかってくれていたんですね。

ありがたいことに、ケアマネージャーさんとも上手くやれていたんです。すごく真面目な方で、今は父のケアマネージャーもやってくれています。

そのケアマネージャーさんが、バルーンがとれて要介護3になった母の点数を計算して、訪問看護師とヘルパーを週1日ずつと、デイサービスを週2日手配してくれたのは、助かりました。母がデイサービスに行っている間は、私は仕事に行けますからね。

母が徘徊しちゃう心配もないし、インシュリンも打ってくれる。ちなみに、デイサービスへの送り出しは父がやってくれました。

デイサービスからショートステイ、そして特養へ

ただ、デイサービスは母にはあまり合わなかったんです。デイサービスって、やっぱり

高齢のお年寄りが多いじゃないですか。母は比較的若いほうだったし、もともと活発な女性でもあったので、退屈だったみたいなんです。

行きたくないところに無理やり行かせてたら、やっぱり認知症も進みますよね。デイサービスから帰って来るなり「家に帰ります」と言って徘徊するようになってしまいました。だから私は、母が帰ってくるまでに仕事も家事も終わらせて待ち受けていて、帰ってきたらずっと見守らないといけない。それでもたまに出て行ってしまうから、私は必死で追いかける羽目になるんです。夜も寝てくれないので、私も付き合わないといけない。

さすがにしんどくなってきて、日帰りのデイサービスから、泊めてくれるショートステイに少しずつ移行していきました。２０１４年だったかな。

ショートステイだと、介護保険を使っても宿泊費や食費が別にかかりますから、１日５０００円近く必要です。週に２回も入れると、お金はあっというまに飛んでいきますけど、しょうがないですね。

ただ、それでもあまり楽にはならなかったです。とにかく、眠れないのが辛かった。うち、田舎なので家が広いんですよ。もともと広いところに増築までしているから、部屋数もすごく多い。

夜、寝るときは2階の寝室で兄が母に添い寝して、私は隣の部屋で寝るようにしていたんですけど、気付くと母がいなくなっているんです。それで、1階に下りてみたら雨戸を開けようとしていたりする。

そんなことが続いたもんですから、起きていても、夢か現実かわからなくなってしまって、ちょっと限界を超えてしまったんですね。それで、母に特養に入ってもらうことに決めました。

もちろん、ものすごい葛藤はありましたよ。だって、特養に入れるって、どうしても「見捨てること」という感覚がありましたから。

母は、引きこもりの私を見捨てずに、ずっと手元で見守ってくれたんです。でも、私はそれができない。辛かったです。

同じ立場の人たちとの出会い

母が特養に入ってからは、ほぼ毎日、ランちゃんというんですけど、飼い犬を連れて会いに行きました。歩いていける場所だったし、母がランちゃんを恋しがったから。毎日のように「帰りたい」とも言ってましたね。

私は……特養に入れたことへの後悔はあったけれど、やっぱり眠れるようになったのが大きかった。体重も元に戻り、少し回復しました。

ところが、翌年の3月、母が特養で転んで大腿骨を折っちゃったんです。それで病院に入院することになったんですが、病院に、ご家族も一緒に泊まり込んでほしいと言われたんですね。認知症なので、付き添いがいると言われました。

もちろん、泊まり込みは私の仕事ですよ。着替えを持って病院に行ったら、病室の「ベッド」が、ソファと机をくっつけたものなんですよ（笑）。ベッドじゃなくて。まあいいんですけど、私、背が１７０㎝あるものだから、寝ているとソファと机が離れていって落っこちちゃう。50日間くらいの泊まり込みの終盤は、さすがにしんどくなってきたので、真ん中の兄が仕事のない週末だけ代わってくれました。

その入院中に、病院で見ていたスマホで、岩佐まりちゃんのことを知ったんですね。それまでの私は介護でいっぱいで、家族会とかに顔を出す発想がなかったんですけど、若いまりちゃんが主催の、認知症の家族が集まるオフ会が居酒屋であるということで、覗いてみることにしたんです。

そうしたら、私と同世代や、もっと若い人がたくさんいてびっくり。介護はもっと年上の人がやるイメージだったのに……。20代の子もちらほらいました。

隣に座った人が私のちょっと年上だったんですけど、話を聞くと、若年性認知症になってしまったお姉さんを、お母さんと一緒に介護しているっていうんです。仕事があるので、彼女が働いている間はお母さんがお姉さんを看て、仕事が終わったら彼女が看る。

それを聞いて、すごいショックを受けてしまいました。私なんて母を施設に入れて飲み会に出てきたのに、彼女は働きながら、家でお姉さんを看ている。

彼女だけじゃなかったですね。そこにはまりちゃん含め、私よりも大変な人がいっぱいいたんです。

私は、自分がまだ恵まれているほうなんだと気付きました。

と同時に、母への感謝の気持ちも強くなりました。引きこもりだった私をずっと守ってくれたし、今、施設にいてくれるから、私は自由な時間を持てているんです。せめて、これからは恩返しをしたいとね。

もうここから逃げ出したい

母の骨折も治り、また特養に戻ることになったんですけど、施設側からひとつ条件がついてしまいました。

それは、母を歩かせないこと。車いす生活になるということです。また転んで怪我するのを避けたいからですよね。

今なら施設側の言い分もわかります。人手が足りていないから全員をしっかり見るのは難しいし、また倒れて怪我でもしたら、訴えられるかもしれない。

だけど、私は、車いすだけは絶対に嫌でした。車いす生活になるということは、廃用症候群[※1]で脚の筋肉が衰えて立てなくなることを意味しているし、脚の筋肉が衰えるとおしっこが出にくくなることを知っていたからです。単に「車いすで暮らす」というだけじゃないんです。

私は、母を歩かせてくれるよう泣いて施設にお願いしましたが、やっぱりダメ。

特養に戻って車いすでの暮らしがはじまると、案の定、母の脚がどんどんむくんでいきました。おしっこが出にくいからです。そして、またバルーンを入れることになってしまいました。

私は自分の無力さにすごいショックを受けて、もうここから逃げ出したいと思っちゃっ

※1　安静状態が長期に渡って続くことで起こる、心身の機能低下のこと。

たんですね。ちょうどカナダにBB（民宿）をやっている友達がいたので、そこに1週間、旅行させてもらったんです。

でも、現実から逃げても、日本に戻らないといけない日はすぐに来ます。1週間後に日本に帰って施設の母に会いに行ったら、自分で箸も持てなくなっているんですよ。どうして？　なんでこんなに弱ってるの？　と父や兄に聞いても、よくわからない。施設からの説明も特になし。

かといって、あまり文句も言えないですよね。母を預かってもらっている立場ですから。そのとき、私は思ったんですよ。これはもう、自分ががんばるしかないって。

母は弱っていき、私は立ち直っていく

私、40歳近くまでほとんど引きこもりだったじゃないですか。だから、人とのコミュニケーションが苦手だったんですね。お医者さんが相手でも、施設の人が相手でも、やっぱりうまくしゃべれなくて。

でも、もはや自分しか頼れない。私がなんとかしないと、母は弱っていくだけだと理解したんです。

それで、スイッチが入りましたね。毎日、母のところに行って歩く練習をさせるようになったんです。夕方3時か4時くらいに行って、施設の平行棒を使ってつかまり立ちの練習をしたり、連れ出して外の空気を吸わせたり。

それと、ヘルパーさんにしろ看護師さんにしろ、自分の主張をはっきりと言うようになりました。言わないと通じないことにようやく気付いたから。

もちろん、先方にも事情がありますから、一方的にまくしたてるだけじゃダメですよ。向こうの考えをちゃんと理解して、話も聞いて、その上でこうしてほしい、ああしてほしいと伝える。コミュニケーションですよね。

そうしたら、変な話ですけど、自分が精神的に立ち直っていくのがわかったんです。20代から引きこもり始めて、ずっと折れていた自分の心に、少しずつ力が戻ってくるのがわかったんですよ。

その頃から、少しずつですが、父も協力してくれるようになりました。

施設にも行ってくれたし、特にありがたかったのは、父が市議会議員だったことですね。顔が広いので、ケアマネージャーさんの手配や書類関係の手続きでは、本当に強力な味方でした。

特養は戦場だった

その年、市で介護サービス相談員[※2]のボランティアを募集しているのを見て、私は資格をとってボランティアを始めたんです。人を助ける側にも回りたくてね。

月に2回、市内の特養などの施設を回るんですけど、すごかった。どこも酷い状態なんです。

散らかっていて、入居者の服も汚れていたりして。高齢者の方が「ヘルパーさん、ヘルパーさん」と呼んでいるのに、ヘルパーさんもかまう余裕がないから走り回っていて。まるで戦場のようでした。

私は、日本の介護の現状を知りました。

母はだんだん弱っていきました。

バルーンのせいで、何度も尿路感染を起こしたのも理由です。入院もしたし、かかりつけの病院も変えたんですけど、衰弱していくのは止められなかったです。

でも母が弱るにつれ、家族がますます助けてくれるようになったんですね。家を出ていた上の兄貴が車いすのまま乗車できる自動車を買ってくれて、私はペーパードライバーだったから、父がそれを運転して母を移動させていました。

真ん中の兄貴は、よく母を笑わせようとしていましたね。母の枕元にいろいろなぬいぐるみを置いてたんですけど、犬のぬいぐるみを持って「ランちゃんやで」とか。

彼はコミュニケーションは苦手だけど、もともと綺麗な心の持ち主なんですよ。母が暴れたり大声を出しても、優しくなだめていました。父も兄の影響を受けたのか、優しい声をかけるようになってね。

病院への付き添いが家族の時間

コロナの前の年、2019年になると、母はもう会話はほとんどできなかったですね。蚊の鳴くような声で、何か言おうとはするんです。でも、そもそも口が開かなくなっていたし、聞き取れない。食事も摂れなくなっていたかな。

でも、不思議ですね。こっちが言うことはわかっていたみたいなんです。優しくなって

※2　介護サービスを提供する場を訪ね、利用者からの話を聞き、相談に応じる等の活動をする人。また、事業者と意見交換し、利用者の疑問や不満、不安の解消を図ることで、介護サービスの質的な向上を図ることを目的としている。

きた父が「足を揉んだるよ」とか言うと、にこっと笑ったりする。

私は……母に謝っていました。今まで引きこもって、苦労をかけてごめん、迷惑をかけたねと。

すると、泣くんですよ。アア、アアと声にならない声を出して泣くんです。「違う、そんなことはない」と言っているように、私には聞こえました。

それまで距離があった上の兄貴も、週末には来るようになりました。仕事で疲れてるはずなのにわざわざ来て、でも何か話すでもなく、じっと母を見ている姿を覚えています。

そこに真ん中の兄が来て、父が来て……。

一家全員が揃うなんて、何十年ぶりでしたかね。母はたぶん、わかっていたと信じています。


2020年になってコロナがはじまると、毎日は母には会えなくなりました。

一番心配したのは食事です。それまでは家族がつきっきりで、2時間くらいかけて食べさせていたんですけど、それができなくなる。だから、父と2人で施設長のところに行き、食事だけはしっかり食べさせてやってくださいと頭を下げました。

それでも私は、毎日、施設に通っていました。職員さんの手が空く時間を教えてもらって、その時間に行くんです。それで、母の携帯電話を耳元に置いてもらって、私が一方的にしゃべる。別に家から電話してもいいんですけど、なんとなくね。

施設に行く理由を作りたくて、母の服も私が家で洗濯しますからと言って取りに行ったりもしていました。

週1回、金曜日の泌尿器科受診の日は、唯一、母に会える日でした。施設から病院まで連れて行きますからね。

車の中で、父が母に童謡を歌ったり、昔話をしたりするんですよ。結婚式の話とか、母の両親のこととか。すると母は、笑ったり泣いたりする。父は病院の待合室でも、歌を歌ってあげていましたね。

毎週、家族でやってきて童謡を歌ったりしているもんだから、そのうち私たち一家は病院でも有名になっちゃってね。「またあの一家が来とるわ」って。

母が元気だった頃、ずっと私たちに言っていたことがあるんです。それは「家族で仲良くしてほしい」ということ。「お母さん、ようやく夢がかなったな」と言ったら、母は泣いていました。

こうして、私たちは家族になったんです。

ええ、私が引きこもりに見えないって？

ははは、それは介護のおかげですよ。介護で成長できたんです。10年前までの私は、立派な引きこもりでしたから。

51歳の今になって思いますけど、やっぱり、私は母の血を受け継げていたんですね。今の私が、元気だった頃の母なんですよ。母はいつも笑顔で、人と話すのが好きで、物おじもしない人でしたから。

最後は安らかに

母が亡くなったのは、２０２１年の6月でした。

バルーン交換の日だったんですけど、病院に着いたとたん、母がガタガタ震えだしたんですね。「ヤバい、熱発や」と思ったら、朝食べたものをぶわーっと戻した。どんどん熱が上がっていくので、とりあえず発熱外来に入れてもらったんです。

その頃の私は、毎日の電話での母の声がだんだん小さくなってきたことで、お別れは近いかなと思ってはいたんです。

だから、まず、母にお礼を言いました。これまでありがとうって。それで、一緒に来ていた父と、たまたま休みを取って病院に来てくれた兄貴にも「たぶんアカンで」と伝えました。

検査の結果は、案の定、誤嚥性肺炎でした。ちょっと厳しいかもしれない、という説明でした。

それを聞いた父はわんわん泣き出して、兄貴もおろおろするばかりだったから、「お別れかもしれないから、お礼をしとき」と言ったのかな。

その日はいったん帰ったんですが、次の日の夜、容体が急変したと電話がありました。すぐに親戚中に電話をしまくって、病院に向かいました。

もう血圧が急降下していたんですけど、母は全員が揃うまで待っていてくれたんですね。看護師さんが、「靖子《せいこ》さんが来るよ」って私の名前を出してくれたら、血圧が一度、バンと上がったと聞きました。やっぱり覚えていてくれたんだと……。

亡くなったときの母の表情は、それはもう安らかで、昔の母の顔でした。体中が拘縮で辛かったんだと思います。ずっと眉間にしわを寄せていたのが、元に戻りましたね。少しだけ救われました。

泣くことも落ち込むことも

お通夜とお葬式は、親戚をみんな呼んで、楽しくやりました。父だけはずっと泣いてましたけど、私は父をいじめてやったわけですよ。「バチが当たってんねん」ってね。親戚も、父が家族にどう接していたかは知っているから、みんな笑っていました。

でもね、母が亡くなって少し経ってから、悲しさが襲ってきたんです。泣くことも落ち込むことも増えました。

昔、母がはじめて血糖値が上がりすぎて入院したとき、母は「このまま死なせてほしい」と言ったんです。それほど毎日がきつかったんですね。父や私たちにいいように使われて……。

でもそのとき私が、「私をひとりにしないで！」と泣いてすがりついたので母は生きてくれたんです。私のわがままのために生きて、やがて認知症に苦しんだんです。

だから、どうしても、私が母を苦しめた後悔はあります。介護をしていた頃より、落ち着いて振り返られる今のほうが辛いです。

でも、後悔することも大事だと思うんです。後悔のない介護は難しいと思うし、後悔のない人生もないですからね。

うん、それよりは、やっぱり母に感謝したいかな。

母は、たぶん最後まで私のことを心配してくれていたんですよね。かなり弱ってきた頃に一度、冗談で「私、今度結婚するねん」って言ったら、目をまん丸にしていましたから。ははは。

兄貴のことも心配していたけど、彼は本当に成長しました。だって、職員さんとしゃべれるようになったんです。母が見たらびっくりしただろうな。いや、見ていたと思います。

本当に迷惑をかけたけれど、母の介護のおかげでいろいろなことを経験し、私たちはこんなに成長できました。ようやく、家族になれました。

お母さん、ごめんなさい。だけど、ありがとう。

解説 コミュニケーション能力とチームワーク力

介護は人を成長させる

バラバラだった家族が、お母さまを元気にしようという目標に向かってまとまっていく様子がよくわかります。

最後の最後に、お母さまが望んでいた家族の形が実現したんですね。お母さまが、体を張って家族に愛を与えた。そんな印象を受けます。

それだけではなく、田中さんやお兄さまは、明らかに介護を通して成長しました。自分で考え、悩み、他人と交渉し……そういう力がついたはずです。

はじめて田中さんと会ったときのことはよく覚えています。ハキハキとしゃべり、介護の知識も豊富な「しっかりしたお姉さん」という印象でした。

引きこもっていた時期があるとおっしゃいますが、たぶんそれは、本来の田中さんではなかったのでしょう。介護の経験が、田中さんが持っていた力を呼び起こしたのだと思います。

私は、介護は人を成長させると思っています。他でもない私も、介護を通して成長したひとりです。

たしかに、失うものは少なくありません。介護は多大な時間や労力を必要としますし、悲しいことも起こります。しかし同時に、介護から得られるものも非常に多いのです。

普段は接しない人々と接し、コミュニケーションをとる。背後に病気が潜んでいるケースも多いですから、「命」について本気で考えざるを得ない。

そして、近いようで遠かった家族と真摯に向き合う機会を与えてくれるのも介護です。その結果、私は母の愛にようやく気付くことができました。田中さんも同じだったと思います。

「人を助ける」という行為の喜びをストレートに感じられるのも介護です。たとえば介護される人はオムツが汚れると不快に感じますが、それを言葉で訴えることはできません。でも、私が気付いて、オムツを替えると、にこっと笑ったりする。

そういうときです。私がやりがいを覚えるのは。

どうやら私たち人間には、人を助けたがる本能があるらしいんです。そのことに気付けたのも、介護のおかげでした。

最強のチームを作ろう

介護では、コミュニケーションも重要になります。

介護をしていると、家族だけではなく、医療関係者やケアマネージャー、ヘルパーさんなど多くの人と接することになるので、意見が一致しないこともあります。そんなときは自分の意見を明確に伝えつつ、相手の意見もしっかりと聞いて、よりよい介護生活に向けて一緒に考える姿勢が大切です。

関係者といい関係を築ければ、そこに最強のチームが生まれます。私がいつも言うことですが、介護はひとりではなく、チームでやるものです。チームワークが介護の質を左右するのです。

逆に、介護をしている人が孤立してしまうと、悲惨な結果を招きかねません。介護殺人などの悲劇は、ほとんどの場合、背景に孤立が潜んでいます。

さらに、介護される相手とのコミュニケーションも重要です。認知症が進むと考えを伝えることが難しくなってきますが、関係がよければ、言葉以外の手段で意思の疎通ができます。

言葉にはできなくても、認知症の当事者は、実はとても雄弁にいろいろなことを伝えているものです。家族への愛も。

ですから、コミュニケーションが苦手だった田中さんやお兄さまが、介護を通して成長したのは必然とも思えます。コミュニケーション能力とチームワークが問われるのが介護ですから。

介護は、やる価値があります。人は介護を通して成長します。

6章　介護は「してあげる」のではない

加藤康男（73）。神奈川県在住。50代前半で認知症を発症した妻を、在宅で20年近く介護。現在妻は特別養護老人ホームに入居している。在宅介護中には、妻の子宮体がんを乗り越えている。

最初は小さな違和感から

いつから妻に症状が出たかは、よくわかりません。認知症は、いつ発症したかははっきりせず、ある日「おや」と思って気付くものですから。

でも、変だなと思ったときのメモがあるんです。

日付は2002年1月17日。妻が、「ボケちゃった」と自分で言った、と書いています。この頃には始まっていたのかな。

その頃、夕飯に、サンマと肉じゃがが交互に出てくることがあって、やっぱりこれはちょっとおかしいと思いましたね。今となっては妻の肉じゃがが懐かしくて、再現しようにもできない味だけど。

妻は、「自分の体が壊れちゃいそう」とも言っていました。自分でも、わかっていたんでしょう。自分の中で、何かが起こっているんだということを。

そのとき、妻は53歳だったかな。私と同い年なんです。若い頃の怪我の再手術をきっかけに仕事を辞めて、3、4年経った頃だったと思います。

まさか、50代で……。

妻は、いわゆる、若年性認知症[※1]だったんです。

妻が病院を嫌がるので、知人の医師に相談しましたが、当時は決定的な治療法もなく、アリセプト[※2]という薬以外には治療薬もないと言われました。

あの当時、認知症に対して世間で言われていた言葉があります。

「早期診断、早期絶望」。今は死語になっていますけれどね。

少しずつ変わっていく症状

認知症っていうのは、いきなり症状が変わるわけじゃないんです。少しずつ、少しずつ進行していく。

私が、ちょっと様子がおかしいと思ってメモをつけ始めた2002年頃も、買い物には

※1　65歳未満で発症する認知症。働き盛りで発症する認知症のため、経済的困難に陥ることもしばしばある。

※2　脳内の神経伝達物質であるアセチルコリンの量を増やす薬。アルツハイマー病など認知症の症状の進行を遅らせることを期待できる。

行くし、同じような献立が多かったけれど料理も作ってくれて、洗濯も掃除もしてくれていました。だけど、認知症は少しずつ進んでいく。今でいうＭＣＩ（軽度認知障害）の状態だったのかな？

あとになってわかったことだけど、その頃には本人も病気を自覚して、悩んでいたようです。うちのポストの鍵は「右に何回、左に何回」みたいにダイヤルを数字に合わせて回す暗号式だったけど、その数字をメモした紙が何十枚と出てきたから。

本当に何十枚も。鍵の番号が覚えられなくて、不安になっていたんでしょうね。

あと、「近所のスーパーやクリーニング屋で酷い扱いを受けた」なんて言いだしたりもしていました。話に不自然なところもあるから、実際にお店に行って確認したら、そんな事実はないと言われて。お店側からしたら、私はまるでクレーマーです。今思うと妻の妄想だったのかもしれないですね。

近所とトラブルを起こすこともありました。そのせいで、疎遠になったご近所さんもいます。私から謝りに行こうと思ったんですけど、妻が、自分が認知症だと認めていないのに「妻が認知症で……」と言うこともできなくて。

細かい出来事はもっとあったんでしょうけど、初期の頃について覚えているのはそのくらい。静かに静かに、進行していました。

すでに独立していた子どもたちと、妻について話をする機会もありましたが、どうすることもできないと当時は思っていました。

今振り返ると、「ああすればよかった、こうすればよかった」と思うことはあります。悩んでいる妻にもっと寄り添うこともできたのではないかと。

でも、当時はどうしようもなかった。

何をすればいいか、どこへ相談すればいいのかもわからない。公的な支援を受けることも思いつかず、ただ妻の認知症が進行しないことを願うのみでした。

本当に、どうすればいいか、わからなかった……。

庭師への転職

そんな毎日を送っているうちに、私は60歳の定年を迎えることになります。雇用延長も可能だったし、他社からの誘いもありました。

でも、私はこれまでと同じように働き続けるつもりはありませんでした。この先の介護を考えて、収入の多さより、長く続けられる経済的な基盤と自由にできる時間を確保したかったんです。これからは妻の介護にもっと時間を使いたかったから。

ちょうどその頃、人手不足のときの臨時アルバイトとして、庭師さんの剪定の仕事を手伝いました。これがなかなか面白くて、興味を持ったんです。

職業訓練校で基本を学んで、卒業後は民間の造園企業に2年勤め、さらに、個人の親方の下で経験を積みました。

介護をしながら細々と仕事をして、機会があれば独立できたらいいなと思っていました。

そんなことを考えながら過ごしていた頃、アルバイトを経験させていただいていた親方が病気になって、まもなく亡くなってしまったんです。秋だったかな。

それで、親方が持っていたお客さんを、私が引き受けざるを得なくなって。

「年内に終わらせてくれ」なんてお客さんに頼まれて、その年の12月は4日しか休んでいないですよ。サラリーマン時代より忙しくなってしまったわけです。

それでも何とか仕事をこなせたのは、自分がまだ60代前半で若かったのと、妻がまだ、なんとかひとりで家にいることができたから。

独立してよかったのは、この年以上には仕事を増やすことなく、妻の症状の進み具合を見ながら介護の時間を増やせたこと。

2011年、私が61歳のときに東日本大震災が起きました。そのときはまだ造園会社に勤務していて、お台場で芝張りをしていました。そうしたら、経験したことのないものすごい揺れが来て、モノレールの車体が落ちるんじゃないかと思ったくらいで。すぐに頭に浮かんだのは、家にいる妻のことでした。揺れが収まらないうちに携帯から電話をかけたら、家の中も、自分も大丈夫だと。

道路がとんでもない渋滞で、帰宅できたのは深夜3時くらいでした。本人は静かに寝ていましたね。

家事を引き継ぐ

その頃の妻は、日常生活の中で、できないことが徐々に増えていっていました。

毎月10万円を生活費として渡していましたが、買い物に行ってお金を使うこともできなくなってきて、渡す金額がどんどん減っていきました。最後には5000円になったんですけど、それも使えずに、財布に入ったままになっていました。

あれもこれもできなくなる……。私は勝手に「家事の引き継ぎ」だと思っているんですが、慣れない家事をやりはじめました。

60歳で庭師になってまずはじめたのが、現場に持っていくお弁当作り。はじめての料理でした。いつも卵焼きを入れるんだけど、毎日、味を変えてみるんです。

今日は砂糖を入れよう、みりんを多めにしよう、日本酒を使ってみようって。まあ、楽しみました。

それから、夕食の支度も私がするようになりました。仕事終わりにスーパーに寄ると、お刺身が半額になっているから、そればっかり買っていましたね。そのうちお総菜のお店を見つけて、おかずを買って帰るようになりました。

洗濯もしましたよ。あと、さっき話した金銭管理もね。

仕事を覚えるのも楽しかったし、毎日が忙しかった。

ようやく病院へ

2012年になると、妻の判断能力も衰えていって、頑なに自己主張することもなくなり、私の言うことも受け入れてもらえるようになりました。それで、そろそろ時期かなと思って病院に連れて行ったんですね。

診断は、やはり、若年性アルツハイマー型認知症でした。

要介護認定を受けて、要支援や要介護がつくと、介護サービスを受けられるようになります。私が最初にお願いしたのは、ヘルパーさん。

妻をひとりで外出させるのが心配になってきたので、週に1回、買い物に行くときに付き添ってもらうようになったんです。

2014年頃には、妻を日中ひとりにすることが不安になり、私に仕事がある日は、デイサービスに妻を預かってもらいました。

当時立ち上がったばかりの「当事者の会」や、全国から認知症の人が集まるソフトボール大会「Dシリーズ」にも参加しました。認知症の方々のいきいきとした姿は新鮮な衝撃でしたね。

デイサービスに行って、イベントにも参加するようになって、周りからいろんな情報が入るようになったのもよかった。それまではひとりで悩んで苦しんでいたけれど、同じような人がたくさんいることを知りました。

考え方が変わっていった

認知症についての考え方も変わっていきました。

それまでは、隠すわけではないけれど、大っぴらにする病気じゃないって思っていましたから。でも、デイサービスなどの場では、みんなオープンにしていて、「うちも隠してもしょうがないな」という気持ちになってきました。別に周囲に宣伝して回るわけではないけれどね。

それから、家族会を紹介してもらえたのも大きかったです。役に立つ情報がたくさん手に入りました。

家族会では、妻より「ちょっと先」に症状が進んでいる人の経験を意識して伺っていました。この先、妻に起きるであろうことが想定できるから。

たとえば、ある程度認知症が進むと、浮気の妄想が出るかもしれないという話がありました。だから私は妻に、「看取ったあとに、私が女を見つけても、化けて出るなよ」と言ったんです。そうしたら、「私の年金を当てにして暮らしている人に、そんなモノ好きがいたら見てみたいわ」と言い返されて（笑）。

まだ、そんなやりとりができた頃でした……。


そうそう、家族会では「徘徊に気を付けたほうがいい」ともよく言われました。中には家を出ていったまま、何年も見つからない人もいるとか。

妻はまだ徘徊はなかったけれど、早めに手を打つことにしました。要は、常に誰かの目があればいいわけです。だから、常に私かヘルパーさんが妻を見ているようにしたんです。

それでも、徘徊しましたね。２０１７年の4月のノートを見返すと「夜桜に　妻の叫び

を　追いかける」と書いています。

なんで飛び出すんだろうな。隣にいる私にもわからないけど、本人なりの理由があるんでしょうね。

子宮体がんが見つかる

ちょうどその頃、リフォームをはじめたんです。

5年近くかけて少しずつ家を変えていって、最後は、床をフローリングに張り替えたことかな。その頃には、妻は失禁も始まっていたし、車いす生活になる日も近づいている感じがしたから。

トイレも自動洗浄式にしたんですが、妻がスリッパとか異物を入れてしまうので自動洗浄機能を止めました。でも、それが病気を発見するきっかけになったんです。

2018年、妻が使ったあとのトイレや下着に、血の跡みたいなものがありました。自動洗浄機能をオフにしていたから見つけられたんです。

でも産婦人科には男の私だと付き添いにくいと思って悩んだんですが、近所に「皮膚科・産婦人科」を標榜するクリニックを見つけて、それならハードルが低いと思って受診したんです。そうしたら、「要精密検査」と言われました。

紹介された病院で検査してもらったら、子宮体がんでした。ステージ1のグレード1A。でも、私は動揺しませんでした。初期がんだし、摘出すれば治るのが期待できましたからね。

しかし、病院で手術はできないと言われたんです。原因はわかりませんが、妻の首が右に傾いていたこと。全身麻酔では呼吸のために気管に管を入れるんですが、そのとき医療事故が起こりやすいからだと。

唖然としましたね。手術できないということは、どうなるかが、火を見るよりも明らかだったから。

時間ばかり経過するなかで、知人がある病院を勧めてくれたんです。藁にもすがる思いでその病院の相談窓口に電話したら、紹介状を持って来てくださいと言う。

病院はとても混んでいて、診察まで1か月ほど待ったんですが、その甲斐あって、手術はできるかもしれないと言ってくれたんです。でも、その後が長かった。麻酔科の医師からOKが出たあとも検査、検査……。

今では慎重に事を進めてくれたのだと思っていますが、当時は、検査結果を理由に手術を断られたらどうしようとハラハラするばかりでした。

入院中は認知症の専門知識がある「認知症認定看護師[※3]」の看護師さんに担当してもらいました。万全の対応をしてもらえたと思っています。

手術のあとかな、ノートにはこんなことを書いています。

笑顔見て　肩の荷下りて　明日生きる

ともに人生を楽しむために

ところが、術後しばらく経ってから、妻がてんかん発作を起こすようになってしまったんです。数か月おきの間隔でしたが、発作のたびに歩行機能が低下していく。デイサービスでは安全上、車いす生活になり、脚力が落ちてきました。

私は妻が寝たきりになってしまうのが怖くて、歩行訓練を繰り返しました。畑が残る住宅街で、季節の木々を見ながら私が妻の手を引くんです。

※3　認知症看護の分野において、熟練した看護技術と知識があると認められた看護師。

メモを見ると、たとえば2020年の9月には、通常、往復10分の距離を40分かけて歩いてます。そうか、この頃はまだ40分も歩けたのか……。

2020年3月には、こう書いてありますね。

寝たきりを　一日延ばす　桃の花

この頃からかなあ、旅行のことをよく覚えているのは。

旅行はもともと私が好きで、妻ともよく行っていたんですが、入浴介助が必要になってからは、貸し切り風呂のある施設を探さないといけなくなりました。

車いす生活になってからは、リフト付きの貸し切り風呂がある宿を探すようになりました。「かんぽの宿」はそういう設備が充実していて素晴らしかったですね。今は売却されて建て替えられて、リフト付きの貸し切り風呂がある宿も少なくなってしまったみたいですが、残念です。

妻を連れた旅行で一番大変なのは、トイレ。

行く先々に、バリアフリーの多機能トイレがあるか、調べておかないといけない。だから、簡単には旅行に行けません。

それでも私は妻と旅行に行きました。だって、妻は病気で苦しんでいるのだから、せめて残りの人生は楽しませてあげたくて。年に4、5回は行ったかな。同じ温泉宿に行くことが多かったけれど、妻にとっては、いつも初めて行く温泉宿ということになりますかね。

そうそう、旅行のために車も替えたんですよ。助手席がくるっと回って、妻を車いすから簡単に助手席に移乗できる車に。福祉車両[※4]ですね。

「馴れ合い結婚」の夫婦

ええと、知り合ったのは高校時代。私たち高校が一緒だったんですね。

当時は意識していなかったんだけど、卒業後、たまたま2人とも東京に出てきてたから、たまに会うことがありました。

それがどうして結婚に至ったかというと……火事が原因なんです。

あるとき、私のアパートの隣室から出火して全焼したんです。火事は宵の口だったので、

※4　回転シートや昇降シート、スロープやリフトを備えた車。身体障害者や高齢者の移動の自由を広げられる。

着の身着のまま飛び出した私が途方に暮れていたら、妻が飛んできてくれたんです。

いや、まだ妻ではなかったんですけど、あれこれ世話を焼いてくれたんですよ。それで、まあ、結婚することになりました。

妻は、「お見合い結婚でも恋愛結婚でもない、馴れ合い結婚だ」なんて言っていましたね。そんなことを言って、茶化してひとりで笑っているような人なんです。

でも、結婚生活も長くなるといろいろありますね。病気になってからのいっとき、私の顔を見るたびに「離婚だ、離婚だ」って言われた時期があり、そのときはさすがに落ち込んだね。

気付かないうちに、妻にいろいろ苦労かけていたんでしょう。

入居の決断は難しい

ずっと頭の隅で迷っていました。

いつ特養に入居させるか。周辺からも早く特養に申し込んだ方がいいと言われていたから。

実は、けっこう早い段階から申し込んではいたんですが、入れるかどうかは悩んでいました。踏ん切りをつけるのは難しいですよ。

自分なりに、「お風呂に入れなくなったら」とか「下の世話が必要になったら」とか、線引きをしていたつもりなんですけど、なんとなくクリアしてしまう。たとえばトイレを失敗しても、いつも失敗するわけじゃないですよ。月に数回あるくらい。だから、「今回は失敗したけど、次は大丈夫。もう少し家で看よう」という結論になっちゃうんです。

それでも特養への入居を決めたのは、妻の歩行がかなり困難になってきたから。最後は、電柱と電柱との間の数メートルを歩くのが精いっぱいになっちゃって、これ以上、歩行訓練を続けるのが本当にいいのか、むしろ可哀想に思うようになったんです。

そろそろ、私の介護も限界かなと感じました。

同じ目線で接すること

こうして、妻は施設に入居しました。2020年です。コロナのワクチンが話題になり始めた頃でした。

もちろん、思い残すことがないというと嘘になります。だけど、介護って「ああすればよかった、こうすればよかった」がゼロになることはないですから。

いつだったかな。妻を連れて行った旅館で食事をしていたとき、隣に車いすの奥さんをご主人が介助しているご夫婦が座ったんです。認知症ではない感じがしましたが、奥さんの粗相をご主人が叱るんですね。

妻怒鳴る　人見て思う　介護かな

それを見て、思いました。奥さんは、好き好んで失敗しているんじゃないんだよと。病気のせいだからだと。

……いや、でも、私も以前は同じように怒鳴っていましたね。

実は、あるときを境に、私の介護に対する目線はがらっと変わったんです。

妻があまり動けなくなってきた頃だったかな。ふと、一番苦しんでいるのは本人なんだと悟ったんです。

そのときから私は、介護を「してあげる人」、介護を「される人」という目線をやめました。同じ目線で介護していかなきゃいけないって。

そう思った私は、妻の呼び方を変えてみたんです。それまでは「おい」とか呼び捨てで呼んでいたのを「さん」付けにしたんです。

すると、不思議ですね。「介護してあげる」という意識も希薄になり、気持ちが楽になったんです。

介護は、「してあげる」のではない。そのことに気付けて、本当によかった。

解説 上手な介護の秘訣は？

豊かな時間を過ごすための情報収集力

私は加藤さんと、家族会で知り合いました。先を見据えながら積極的に動き、上手に介護をする方という印象です。

たとえば、加藤さんもおっしゃるように、認知症患者との旅行は本当に大変なんです。しかし、加藤さんはリフト付きのお風呂がある宿やバリアフリーのトイレの場所を調べたりとしっかり準備し、旅行を楽しみました。

実は私も、母と旅行に行きたいとずっと思っていたのですが、勇気がなく尻込みしていたんです。しかし、加藤さんから奥さまと一緒に旅行に行かないかと誘ってもらい、ついに実行できました。加藤さん、奥さま、母、私と4人での旅行でした。

館内全てバリアフリーで、リフト付きの貸し切り風呂がついている宿がある、ということを教えてくれたのも加藤さんでした。その情報収集力には脱帽です。

介護への熱意も高い。さらっと「歩行訓練をした」とおっしゃいますが、歩行訓練って、ものすごく大変なんです。40分もの歩行訓練を続けるのは、普通のモチベーションでは難しいでしょう。

情熱と冷静さのバランス

しかし、熱意だけでは介護はできません。のめり込んでしまうと周囲が見えなくなり、介護をする側が倒れてしまったりします。介護には情熱が必要ですが、同時に冷静さも欠かせないのです。

その意味では、加藤さんが庭師さんという形で仕事を続けていた価値は大きかったと思います。仕事は収入源になるだけではなく、精神的な居場所であり、社会とのつながりでもあるからです。介護が人生のすべてになってしまうことを避けられるんですね。

加藤さんの介護の上手さの秘訣はそのあたりにある気がします。介護への強い熱意を持ちつつ、同時に、社会とのつながりを保ったバランス感覚です。

本書でも繰り返し述べていることですが、介護のためにご自分の人生を捨ててしまってはいけないのです。

7章 介護をめぐる職場の現実を知る

山本基樹（48）。千葉県在住。大手電機メーカーに勤務しながら、認知症の母親の介護のため週末ごとに実家に通う。介護に対する職場の無理解に苦しむが、一年間の遠距離介護を経て母親は施設へ入居した。

どうすればいいのかわからなかった

介護のことで岩佐さんに相談したのは2021年の10月でした。どうすればいいのかわからなくなってしまって、助けを求めた感じです。

僕が介護していたのは、今、89歳の母です。父と一緒に埼玉県に住んでいました。

母に認知症らしき症状が出はじめたのは、今思えばですが、2020年のコロナがはじまった頃でしたね。妙な言動が増えてきたんです。

月に1、2回は実家に帰っていたんですが、僕が父とドライブに行って帰ってきたら「どうして私を連れて行かなかったの！」って怒りだしたりとか。母は脚が悪かったから置いていったんですが、そういう子どもじみた振る舞いが何度かありました。

特に気にも留めなかったんですが、その年の暮れに、母が便を粗相してしまったんです。そのときは、脚が悪くてトイレまで間に合わなかったと思ったんですけど、今思うと、認知症がはじまっていたんですね。

年が明けて2021年になると、父から母の様子がちょっとおかしいと連絡が入るようになりました。炊飯器でお茶を淹れようとしたとか、料理ができなくなったとか。夏には家事もできなくなり、日常生活にも支障をきたすようになっていました。

まもなく、母が認知症と診断されたと父に聞かされました。

特にショックはなかったです。うすうすはそうだろうと思っていたし、実家に帰るたびに衰えていく母の姿に衝撃を受けていたので、診断は特にショックではなかったんです。

それよりも、どうやって介護すればいいのかがわからないのが不安だった。だから岩佐さんに相談したのですが……。

理解のない職場

僕は独身で、千葉県に住んでいます。勤め先は大手電機メーカーで、僕はチームのサブリーダーという感じです。

まずちょっと辛かったのは、職場に、親の介護について相談できる雰囲気がなかったことかな。僕のチームの平均年齢は40代なので、親御さんを介護されていてもおかしくないんですが、不思議と介護の話は出ませんでした。親と離れて暮らしている人が多かったせいかもしれません。

それから、兄と父との介護方針の食い違いにも苦しみました。

兄は、早い段階から母を特別養護老人ホームなりの施設に入れるべきだと言っていたんですが、父は母を家で看たがったんです。僕は、父がそう言うなら家で看る手伝いをしようと思っていました。

金曜、仕事が終わったら電車で2時間くらいかけて埼玉の実家に帰って、土曜の朝に母を着替えさせてデイサービスに送り出して、家事をして、帰ってきた母にごはんを食べさせる。

そして日曜に2日分くらいのごはんを作って、千葉に戻る。そんな生活をはじめたんですが、すぐに無理が出てきてしまいました。僕自身の体力が持たなかったんですよ。介護をする週末って、平日以上に疲れるんですね。月曜の朝はへとへとで、ぶっちゃけ、欠勤してしまうこともありました。そのくらい疲れるんです。

週末が介護でつぶれるとリフレッシュもできないし、自分の家のこともできないから、そのしわ寄せも溜まりますよね。ジャブみたいに少しずつ効いてくるんです。

でも、介護を知らない人からすると「週末は実家で羽を伸ばしてたんでしょ」くらいの感じですから、どうしても温度差が出てしまう。職場で理解が得られないのは心理的に辛かったですね。

仕事を休むことの難しさ

調べると、介護をする人が休みを取れる制度がいくつかありました。たとえば「介護休業[※1]」という、介護している人が93日の休みを最大で3回に分けて取れる制度があります。「介護休暇[※2]」という制度もあります。要介護者ひとりにつき5日間の休みを取れるんです。どちらも国の制度です。

他に、うちの会社独自の制度だと思いますが、あらかじめ申請すれば、時短勤務や介護を理由にした無給の休みが取れる決まりもありました。だけど、どれも、どのタイミングで取ればいいかわからないんですよ。怪我や病気なら

※1　要介護状態にある対象家族ひとりにつき最大93日間与えられる休暇。一定の条件を満たしている場合には、給与の67％の介護給付金が雇用保険から支給される。3回を上限に分割での取得も可能。
※2　要介護状態にある対象家族ひとりにつき年5日間、2人以上の場合は10日間与えられる休暇。1時間単位での取得が可能。

ある程度先が読めるから、休みも取りやすい。でも介護は先が見通せません。時短勤務や休暇も同じで、実家に呼び出されるのは突発的ですから、事前申請が必要な休みはあまり使えないんです。

周囲への引け目もありましたね。介護のために突発的に休むことも多かったから、その分しっかりと働かないといけないなと。

せめて、周囲に介護の経験者がいれば違ったと思うのですが……。

兄弟間でのわだかまり

話を戻すと、そんな状況で岩佐さんに電話相談をし、いろいろなアドバイスを貰ったわけです。

母と一緒に住んで介護をしている父が限界なので、デイサービスを利用した方がいいと言われました。母の着替えができなくなっているので、デイサービスへの送り出しが難しそうだと言ったら、そこはヘルパーさんを頼めばいいと。

なるほどと思って父にも話し、デイサービスの利用を検討したのですが、それがいつの間にか、施設に泊まるショートステイにすり替わっていたんですよ。母を施設に入れたい兄の意向だったと思います。

それと、愚痴になっちゃいますが、とにかく疲れているという話もしました。週末が介護でつぶれるから、休日が休日じゃない。眠れなくなっていたので、睡眠薬も処方してもらっていました。

岩佐さんには、介護のための離職を考えているという話もしましたね。実家から職場までは距離があるから、実家に住みながら今の職場で働くのは難しい。だから辞めるか転職するかしないと……とまで思い詰めていたんです。

けれど、岩佐さんには一蹴されました。今の仕事を続けてちゃんと稼いで、そのお金でお母さんやお父さんを助けましょうと。今になって振り返るとその通りだと思うんですが、当時は追い詰められていたから……。

そんなわけで、介護の方針については岩佐さんのアドバイスを活かせなかったんですが、電話で話しただけで、本当に気分が楽になったことは鮮明に覚えています。

僕は家族会に入る余裕もなかったし、職場では介護の話はしづらいしで、話し相手がいなかったんですよ。相談できる人がいるって、本当に大きいと思います。

兄との食い違いはだんだん大きくなっていきました。

もともと、週末は1週おきでどちらかが実家に帰って両親の面倒を見る話になっていたんですが、兄は全然来ない。それで母を施設に入れたがるもんですから、かなり腹も立っていたんですが、兄には兄の事情があったことをあとで知りました。

まず、同居していた義理のお父さんが認知症になって、奥さんが介護にかかりっきりだったらしいんですね。兄はメインで介護していたわけじゃないですけど、奥さんが苦労する様子を見ていたから、思うところがあったらしいんです。

それから、２０２１年の年明けに、その奥さんに乳がんが見つかってしまった。それで、家族のことにかかりきりで、実家にはあまり帰れなかったとあとで聞きました。

そういう話をあとから聞いて、兄が母を入居させたがっていた理由もわかり、わだかまりはなくなりました。僕の考えと兄の考え、どっちが正解だったかはわからないけれど、考え方に違いがあるのは当然ですから。

仲間は欠かせない

実家と千葉を往復する生活は、突然終わりました。２０２２年の6月に父が大腿骨を折ってしまって、母を特別養護老人ホームに入れることになったんです。

その少し前から母の腎臓が悪くなってきていて、そろそろ、自宅で看るのは厳しいかなと思い始めていたところに父の骨折。さすがに僕も、特養への入居に同意しました。

心残りが2つあって、ひとつは母の意思を確認できなかったことです。その頃にはもう、意思の疎通は難しくなっていたんです。

もうひとつは、両親が10月まで一緒にいれば「ダイアモンド婚」のお祝いを自治体にしてもらえたこと。父は楽しみにしていたんですけど、しょうがないですね。

結局、僕が仕事と介護の両立に苦しんだのは1年くらいでした。

でも、母が施設に入って改めて気付いたんですが、僕は本当に疲れ切っていました。介護がもっと長引いたら、どうなっていたか……。

ずっと自宅で介護をしている人は、あの状態に耐え続けているわけですよね。ちょっと真似はできないかな。いろいろな制度を使って負担を減らしてほしいです。

他の人に比べたら短い介護期間だったかもしれませんが、反省点はいくつかあります。まず、介護休業や介護休暇といった制度を知らなかったこと。最初から知っていたら、その後の展開は少し違ったかもしれません。自分が利用できる制度は調べておいたほうがいいでしょう。

それから、社内で相談できなかったこと。周囲に介護経験者がいなかったのはしょうがないんですが、今思うと、総務に相談すればよかったです。総務なら介護で休む社員と接した経験があると思うので、知識はあるはず。

理想的には、社内で介護中の人が集まってコミュニケーションをとれる場があればベストですよね。別になにをするというわけでもありません。介護で心身の健康を維持するためには、相談相手が必要だと痛感しました。

そういう意味で、やっぱりひとりでは介護はできません。広い意味での「仲間」が欠かせないんです。

解説 日本社会の「空気」を変えるために

使いにくい介護休暇と介護休業

「介護休暇」「介護休業」という制度を、はじめて知った方も多いのではないでしょうか。

厚労省によると、介護休暇とは「労働者が要介護状態にある対象家族の介護や世話をするための休暇」で、介護休業は「労働者が要介護状態にある対象家族を介護するための休業」とされています（厚労省ホームページの説明を編集）。

介護休暇は年5日、介護休業は通算で93日を休むことができる制度です。多くの労働者が対象になり、一定の条件を満たしていればパートやアルバイトの方でもこれらの制度を利用できます。介護休業には給与の67％の介護休業給付金が支給されますが、これは給与ではなく、給付金です。また、介護休暇には給付金はありません。

ところが、これらの制度を使っている人は非常に少ないのが現状です。私の周りでも、利用した経験がある人を見たことがありません。今回の山本さんを含め、「利用しようとした」方は多いのですが、使いやすさには問題が残るようです。

なぜでしょうか。

まず介護休業に関しては、その利用が、まとまった長期の休みが欲しいときに限られてしまうことです。怪我などでの入院や、ホームへの入居準備期間などには活用できますが、突発的な事態では難しいかもしれません。介護休暇の方は時間単位での取得もできるため、通院やケアマネージャーとの打ち合わせなどには活用できますが、給付金が出ないため、休んだ分が無給となってしまうことが問題です（詳細は会社の規定により異なります）。

だから結局、有給休暇を使って休んでしまう人が大半のようです。介護休暇も介護休業も、ぜひ知っておいてほしい制度ではあるのですが、現状で有効活用するにはまだまだ課題があるということです。

心身を休ませる時間を作る

ところで、山本さんの介護は結果的に1年くらいで終わったわけですが、もっと続いていたら、疲労が限界に達していた可能性が高かったでしょう。

それは、介護で疲れた心身を休める日がなかったからです。

平日は働き、土日はご実家で介護をする生活だと、休む時間がありません。介護のことで頭がいっぱいになると意外と忘れがちなのですが、介護者も休まなければいけません。

山本さんの場合、週明けの月曜日に会社を休めたらベストでしたが、それは難しかったようです。ちなみに介護休暇・休業はともに「休」という字が入っていますが、そのコンセプトは介護のための時間捻出であり、介護者が休むための制度ではありませんから、根本的な解決策にはなりません。

介護者が休むのは決して怠慢ではありません。介護する人間が倒れたら、介護そのものが破たんします。介護されるご家族も、そんなことは望まないでしょう。

頼りになるヘルパーさん

では、どうすればよかったか。これはお電話でのアドバイスで話したことでもありますが、介護に他人の手を借りることです。たとえば、訪問介護をお願いする手があります。介護保険を利用して家事や介護の援助をお願いできる訪問介護は、炊事や洗濯はもちろん、買い物や入浴の介助なども頼めます。介護が必要なひとり暮らしの方にとっても、非常にありがたい存在です。

山本さんご本人の心身を休めるために、土日の介護をヘルパーさんにバトンタッチしたり、老々介護状態である主介護者のお父さまを助けるために、毎日ヘルパーさんに来てもらったりすれば、少しは安心できるでしょう。ヘルパーさんやケアマネージャーと連携を取り、専門職による見守りの目を増やすことは、遠距離介護を続けていく上で必要不可欠なことだと思います。

仕事と両立しにくい「空気」の正体

さて、日本の就業者の1割強が介護をしているというデータもあるくらいですから、山本さんが勤めているような大きな企業なら、介護経験者や介護を直接見聞きしたことのある方は大勢いるはずです。

しかし、まだまだ介護に対しての理解が進まず、社員が介護のための離職を考えてしまう現状は改善されていません。これは、介護をしている人を助けようという「空気」が社内にないからだと思います。「介護」という言葉に、どこか後ろめたさや暗さが付きまとってしまうからかもしれません。

今の日本ではようやく、育児をしながら働くことが一般的になってきました。若い世代がSNSなどで「子どもが生まれました」「育児中です」と誇らしげに投稿しているのをよく見ますし、育休を取る男性も増えているようです。

しかし、介護はどうでしょうか。「私は介護をしながら働いています」と周囲に堂々とアピールしている人がどれだけいるでしょうか。

少ないはずです。それは、介護の背景には病気や障害があるため「かわいそう」「大変そう」といったネガティブなイメージがまとわりついているからだと思います。周囲に伝えることが躊躇われるのでしょう。

それこそが、介護のための休みを取りにくい空気の正体だと考えています。

しかし、よくよく考えてみると、この空気は少し前の育児のものに似ています。育児も「女の仕事」「仕事の邪魔」といった偏見にさらされていたのですが、日本の文化も少しずつ変わり、育児に寛容になってきました。

介護もそのあとを追うべきです。そのためには、介護をする人々が積極的に声を上げ、横のつながりを作ることが大事ではないでしょうか。

「介護は当たり前」。そう思われる日が来ることを祈っています。

8章 知識が力になると信じて

岸田佐代子（69）。神奈川県在住。海上保安庁で巡視船に乗っていた夫が58歳で認知症と診断される。診断以前から認知症に関する知識を深め、在宅介護中はさまざまな工夫を凝らし夫を支えた。

穏やかな夫

私の介護は、ラクだったと思いますよ。夫は穏やかな人ですからね。

私たちは高校が一緒だったんです。高2、高3と同じクラスでした。再会したのは就職してからです。

私は69歳なんですが、この世代の女性としては珍しく、理学部の数学科を卒業してプログラマーになったんです。広島市内の造船所で、工作機械や船の積み荷の管理をプログラミングしていました。

そうしたらある日突然、彼から連絡が来たんですね。「今、どこで何をやってるの?」って。「広島にいるけど……」と答えたら、彼も呉の海上保安大学に通っていると言うんですよ。海保大学は5年制ですから、彼はまだ学生だったんです。

それでまた会うようになり、私が25歳になる直前に結婚し、私は専業主婦になりました。

夫は海上保安庁で巡視船に乗っていたんですが、2年ごとに勤務地が変わるんです。住む場所は官舎を割り当ててもらえますから、私たち夫婦はよく「国のお金で旅行させてもらっているようなものだね」と言って過ごしました。

優しい夫で、きついところがないんです。何をするときにも、「君の好きなようにしなよ」とよく言われましたね。

長男が高校生になってからは、夫は単身赴任になったんですが、寂しいのは嫌だと言うので、私は年に4、5回は夫の元に行っていました。長男に弟と妹を頼んでね。

私たち夫婦は「昔ながら」の関係で、夫は外で仕事をし、子どもの世話や家事は私の仕事という分担でした。夫は目の前に湯呑みがあっても自分でお茶を淹れることは決してないし、自宅の冷蔵庫を開けているのは見たことがなかったです。

お互いに何を考えているかは、言わなくてもわかる。そんな夫婦なんです。

異変に娘が気付く

私たちが51歳のとき、いったん大学に入った末の娘が周囲に馴染めず、大学を受験し直すことがあったんです。娘は仙台の父親のところに泊まり込んで、そこから予備校に通っていたんですが、ある日娘から電話があり「お父さんの様子がおかしいので、すぐに来てほしい」と言うんですね。

仙台まで飛んでいくと、たしかに様子がおかしいんです。出勤前の身支度に戸惑っていました。仕事の書類や手帳、運転免許証や鍵など、必要なものをスムーズに鞄に入れられなかったのです。

私はすぐピンときました。「これは認知症だ」と。

そして『明日の記憶』という若年性認知症を描いた映画を見て確信しました。渡辺謙さんが演じるまだ若いサラリーマンがアルツハイマーになってしまう映画です。

夫の様子は、映画の渡辺謙さんそっくりでした。だから、すぐに病院の物忘れ外来に夫を連れて行ったんです。

病院では1週間かけて、脊髄液までとって検査をしてくれたのですが、「病気ではない」という話でした。原因はわからなかったんです。

ですが主治医の先生が熱心な方で、やっぱり何かあると思ったんでしょうね、「これからも旦那さんを診させてほしい」と言ってくれたんです。

私は先生に言われるまでもなく認知症だと確信していましたから、夫と話し合いました。私はおそらく認知症だと思う。あなたも不安だと思うけれど、先々に備えよう、と。

子どものこと、介護のこと、さらには食事が摂れなくなった場合の胃ろうはどうするかまで議論しましたね。夫にも自覚はあり、不安そうでしたけれど、とりあえず診断が下るまでは働き続けようというのが結論でした。

認知症について学ぶ

夫と話し合いを重ねながら私がしたことは、勉強です。大きな図書館に通って、認知症関連の本をひたすら読んだんです。図書館にあった若年性認知症の本は、1冊も残さず読み尽くしたと思います。

どの本にも完治は望めないと書いてあったことには落ち込みましたけど、とても勉強になりました。特に、家族への指針が示してあったのは心強かったですね。自立支援医療制度[※1]や障害者手帳[※2]の申請といった制度面だけではなく、接し方も頭に叩き込みました。

本人の言うことを否定せずにうなずく、同じことを繰り返すようなら話題を変える……。

※1　心身の障害を治療するための医療費を軽減する制度。
※2　身体障害者手帳・療育手帳・精神障害者保健福祉手帳の総称。さまざまな障害を持つと認められた者に交付される。

どれも、あとで役立つことになります。

夫との話し合いを重ねたことも、今思えばよかったです。まだ診断が下ってはいないけれど、認知症が日常的なことになったから。心の備えにもなっていたと思いますよ。

もちろん夫の症状は少しずつ進んでいきました。同じことを繰り返し聞いたり、文章が書けなくなったり。夫はやがて、「仕事上の連絡事項が伝わらない」と指摘されるまでになりました。

ただ、操船は上手だったようです。久々に夫と再会した友人が夫の船に乗って「相変わらず操船が上手い」とほめていた話を聞きました。その頃には症状はかなり進んでいたんですが、体で覚えていたんでしょうね。

診断が下ったのは北海道で勤務していた58歳の冬でした。

人間って、おかしなものですね。

夫が認知症であることは間違いないと思っていたし、あれだけ本も読んで勉強をしてきたつもりだったのに、お医者さんの口から診断を聞いたとたん、頭が真っ白になってしまったのです。心のどこかでは、認知症じゃないかもしれないと期待してたのかもしれませんね。

でも、夫は冷静で、こう言ったんです。「認知症なら運転はできないから、帰りは君が運転してね」と。

私はペーパードライバーなのに、冬の北海道ですよ！　もう、必死になって運転したことを覚えています。

その日以来、夫は一度も車を運転しませんでした。意志が強い人なんです。

落ち込んだのは最初だけ

恥ずかしい話ですけど、私は診断が下ってから3か月くらいは落ち込みっぱなしだったんです。ずっとお腹の調子がおかしくて、一時期は体重が40kgを切りました。どうせ治らないのだから、本を読んで勉強した時間なんて無駄だったとも考えましたよ。

当たり前ですけど、夫も不安だったみたいです。それまで一度も涙を見せたことがなかったのに、「僕はこれからどうなるんだろう」と言って泣いたこともありました。

だから、私も落ち込んでばかりはいられない。食欲がなくても3食しっかり食べて、日に一度は外出するようにしてみたら、まもなく立ち直りました。

夫には、「私はいつもそばにいるよ。困ったことがあったら何でも私に聞いて。あなたが心配することは何もないからね」と言い続けました。知識が力になると信じたんです。

夫は、診断が下りた翌年に、自宅のある横浜に転勤になりました。さすがに認知症だと巡視船には乗船できないということで、責任が重くない仕事に変わりました。

そうしている間も少しずつ症状は進んでいったのですが、本を読んでいたおかげで、この先どういう症状が現れるかをある程度予測できたのは助かりました。たとえば夫は毎日散歩に行っていたのですが、ある日私の携帯に電話が来て、「帰り道がわからなくなった」と。

でも私は、いずれそういう症状が現れると覚悟していましたから、事前のシミュレーションを通りにしたんですね。「周りに何が見えるかを教えて。私が迎えに行くから動かないでね」と。私は無事夫を見つけ、それ以降の散歩は私も付き添うようにしました。

もちろん、辛いですよ。症状が進む一方で、よくはならないのは。ただ、診断のときを除いて慌てずに済んだのは、勉強をしていたおかげでした。

失敗しても、解決策はきっと見つかる

夫は60歳で定年だったのですが、１年だけアルバイトとして仕事を続け、しかしやっぱり厳しいということで61歳で仕事を辞めました。

退職後、話し相手が私だけではまずいと思い家族会に入りました。そこで勧められた要介護認定を受けて介護保険が使えるようになったので、デイサービスも利用しました。明るい雰囲気のところを探してね。そこはトレーニング施設があったのですが、夫は施設の人と、何回腕立て伏せができるか競争した、なんて言っていましたから、楽しかったんでしょう。

要介護認定のときは調査員の方が来ると元気になってしまって認定が下りないケースが多いみたいですが、私はそういう話も家族会で聞いていたので、あらかじめ準備をしておいたんですね。紙に、何ができて何ができないかを書き出しておいて、そっと調査員に渡すんです。

紙に書くのは、本人に知られずに調査員だけに伝えるためです。客観的な自分の状態を知るとショックを受けますからね。そういう、本にはない情報を知ることができたのは家族会のおかげです。

認知症が進むにつれいろいろな症状が出てきましたが、認知症の人の行動にもちゃんと理由があるんですよね。

夜中に起き出してトイレに行こうとする行動が目立った時期には、夫のベッドからトイレまでの道順に明かりが灯るようにしました。トイレのドアは開けておきます。すると、明かりに導かれてひとりでトイレに入ってくれるんです。

そのうち、夫はひとりでトイレに行けなくなりました。なので私は夫の布団の下に、夫が起き上がるとブザーが鳴るセンサーを置き、夫が起きると私も目が覚めるようにしました。このブザーはケアマネージャーに教えてもらったもので、月数百円で借りられましたよ。

トイレに連れて行ってもうまく用を足せず、トイレをびしゃびしゃにしてしまうこともありました。そういう失敗が毎日のように続くので、私は眠れずに困りはててしまったんですが、まもなくわかったんです。失敗の原因は私でした。

夫をトイレに連れて行く間「もうちょっとでトイレだから我慢してね」と言い続けていたのが、かえってまずかったんです。「我慢してね」を言わずに連れて行くだけで、失敗することもなくなりました。

よく考えることで、解決する。認知症介護では、そういうことは少なくありません。

たくさんの工夫に支えられて

施設に入るまでは、基本的にひとりで介護をしていました。夫は、困ることはしない人でしたから。

症状はだんだん進んでいきますね。徘徊が心配になる頃になると、私は自宅の玄関を「玄関には見えないように」して、夫が外に出ないようにしていました。玄関に絵を飾って花を置き、さらにレースのカーテンをすると、夫はそこが玄関だと思いませんから、一度もひとりで外には出ませんでしたよ。

それに、外に出ようとするのにも理由があるんです。娘が来たときの話ですが、女同士だから、話が弾みますよね。ずっとおしゃべりに興じていると、ふと、夫がなにか不満げな表情をしていることに気付いたんです。

おや、ちょっとまずいなと思っていると、夫は靴を探しはじめました。のけ者にされたと感じて、外に出ようと思ったんですね。外出したがる理由はそれだけではありませんが、この出来事以降は夫も話の輪に加われるようにしました。

食事もだんだん難しくなりました。お茶碗を持てなくなったり、同じ場所にあるおかずばかり食べてしまったりね。

なので、食器を机に置いたまま食べられるように、シリコン製のテーブルマットを買いました。マットの上でお皿が滑らないから、お皿を持たずにすくえるんです。お皿も中の食べ物をすくいやすい形状のものに替えました。

それと、夫が食べている間は定期的にお皿の位置を変えるんです。すると、同じ場所のものばかりとってしまっても、まんべんなく食べ終わるというわけです。

ただ、ひとりで介護したと言っても、私が孤独だったわけではないですよ。子どもたちもいたし、家族会にも行っていました。症状が進んでからは、月2回、3泊4日のショートステイも使っていましたね。

友達にも助けてもらいました。私、友達は多くはないんですけれど、その分、きっと深い付き合いができていたんですね。特に、長男の同級生のお母さんにはよく電話をして、いろいろな相談に乗ってもらいました。

私がやりたいことをするために

2019年に夫が施設に入った頃には、要介護5になっていて、意思の疎通もギリギリでした。

でも施設に入れた理由はそれらではありません。もともと小柄な私が介護で背中を痛めてしまい、大きな夫を支えきれなくなってきて、このままでは共倒れの危険があると考えたからです。

もちろん、ものすごく悩みましたよ。やっぱり家で看てあげたいですから。でも、末っ子たちの子育ても手伝いたかったし、90歳になる母にも会いに行きたかった。私は18歳で家を出て以来、母にはたまにしか会えていませんでしたから。夫の介護以外にもやりたいことがあったんです。

お世話になっていたケアマネージャーさんが「日本人は家で介護するのが美徳だと思っているけれど、それは違う。僕は妻に介護してもらおうとは思わない」と言ってくれたことにも背中を押されました。

こうして夫は、特別養護老人ホームに入りました。それまでも使っていたデイサービスの系列の施設だったので、夫が不安がることもなく入所できました。

施設に入って少ししてから、夫が夜中に大声を出すので向精神薬を飲ませたいと施設から言われたのですが、私は躊躇しました。認知症の進行を抑えるために夫に飲ませていたアリセプトの副作用を疑ったからです。

それも家族会で聞いた情報でしたが、アリセプトをやめたら案の定、静かになったそうです。

お医者さんには、夜中に騒いでしまったのは家を離れたことへの反応かもしれないとも言われました。寂しいのかもしれませんね。

本当に、いい夫です。私を大事にしてくれて、娘にも「『箱入り奥さん』だね」と言われるくらい。そんな夫の介護は大変ではなかったですよ。

今は、夫に感謝しています。「ねえ」と振り返っても、そこに夫がいないのはとても寂しいですね。

解説「ラクだった」その理由とは？

介護を辛くする「ＢＰＳＤ」

介護はラクだったとおっしゃる岸田さん。その理由はご主人の穏やかな性格だとおっしゃいますがもうひとつ、大きな理由があると思います。

それは、岸田さんが実によく勉強をされ、細かい工夫や努力を積み重ねてきたことです。認知症の症状が、主に「中核症状」と「認知症の行動・心理症状（ＢＰＳＤ）」にわけられることをご存じでしょうか。

中核症状とは脳の衰えによって起こるもので、記憶や思考力、認知力が落ちていく症状を指します。これらはほぼ全員の認知症患者さんに現れる症状で、残念ながら改善は難しいのが現状です。

一方のＢＰＳＤとは、環境や心理状態など、個々人によって異なるさまざまな要因によって引き起こされる症状です。具体的には、大声や被害妄想、暴言、ろう便、徘徊、暴力……などなど。

ここまで読まれると、いわゆる「介護の辛さ」の原因になっているのはBPSDであることがおわかりになると思います。本書に登場する方々も、BPSDによって苦労を重ねてきたわけですね。

ところがこのBPSDは、避けることが難しい中核症状とは違い、原因を取り除けば軽くできるのが特徴です。つまり、BPSDは改善したり、なくしたりすることができるんです。

もうおわかりですね。岸田さんの介護が「ラク」だったのは、岸田さんが熱心に勉強をされて介護をしたことで、ご主人のBPSDが極めて少なかったからです。

たとえば岸田さんは、ご主人がはじめて帰り道がわからなくなったときに実に上手な対応ができました。それもあらかじめ勉強していたからですが、もし「どうしてわからないの！」などときつく当たっていたら、間違いなくご主人にBPSDが現れ、岸田さんを苦しめていたでしょう。

認知症介護の辛さは、実は介護をする側の対応や、本人の不調やストレスが原因になっている場合が多いのです。岸田さんは、しっかり勉強をして上手に対応することでBPSDを抑えて、「ラク」ができたということですね。

限界が訪れるタイミングはそれぞれ

岸田さんは、ご主人を特養へ入居させる見極めも見事でした。ご主人と体格の差があるため、身体的に厳しくなったという理由です。

岸田さんに限らず、女性が男性を介護する場合や、老々介護の場合、介護者が相手を支えきれなくなるケースが少なからずあります。プロである介護福祉士は自分の身体に負担をかけない動きを身につけていますが、アマチュアである家族が力任せの介護をすると、お互いが怪我をする危険があるのです。

介助法を学ぶのもひとつの手ではありますが、精神的にせよ身体的にせよ、自分が限界を感じたときが施設への入居のタイミングだと思います。そして、その限界は人それぞれで、相手との関係によっても変わってくるでしょう。中には、初期症状の物忘れが始まったときに介護の限界を感じる方もいると思います。在宅介護にこだわることなく、施設への入居のタイミングはご自分の心身と相談しながら決めてください。

9章 介護への「心構え」を伝えたい

横井孝治（55）。大阪府在住。統合失調症とアルツハイマー型認知症の母親と、脳血管性認知症の父親を19年間に渡り介護したことがきっかけで、介護アドバイザーとしての活動を始めた。

親の「大丈夫」を信じない

介護に関して、大っぴらに話すことを避ける雰囲気が日本にはありますよね。特にお金についてです。お金について人前で話すのは下品だ、みたいな考えは今も根強いです。でも私はそうは思わないんです。介護はきれいごとだけでは済まないし、「資金計画」も必要です。前もって準備すべきなんですよ。

親はもちろん「自分は大丈夫だ」と言うでしょう。でも、それを信じてはいけないんです。

私は、統合失調症の母と脳血管性認知症の父の介護をしてきました。

私は大学進学と同時に三重県の実家を出たんですが、母が毎日、電話を要求するほど私を溺愛していたので、実家に帰る頻度は高かったんです。年に4、5回は帰っていたかな？

でも、私が、自分の両親が「ちょっと普通じゃないぞ」と気付き始めたのは、34歳の夏、いつものように実家に電話をしたら、母がいきなり「すべてを失ってしまった！」と泣き叫んだんですよ。母は65歳、父は75歳でした。

それまでも母とはほぼ毎日電話していて、前日も世間話をしたんですが、今日は明らかにただごとではない。私は父に替わってもらい、母を病院に連れて行くよう説得したんですが、父は行かせたくないという。

私は不安を残したまま電話を切りました。翌日以降も電話はしましたが、父は「母は寝ているから」「大丈夫だから」とかなんとか言って、替わってくれません。

そうこうしているうちに、仕事が忙しいことと、まだ幼い娘に手がかかったこともあり、私はあの母からの電話は何かの間違いではなかったかと思うようになってしまいました。

今思うと、あれは失敗でした。親の「大丈夫」を信じてはいけないんです。

「今になって思えば……」の連続

結局、私が実家に戻ったのは晩秋でした。

玄関を開けたとたん、実家に帰るのを先延ばししたことを後悔しました。めちゃめちゃに散らかった家、ガリガリに痩せた母……。綺麗好きだったはずの母は、何かにおびえるようにウロウロするばかりです。

母は統合失調症と診断され、病院に入りました。

と同時に父のひとり暮らしがはじまったのですが、今度は父の様子がおかしいことが目につきます。

あるときなんて、父の世話のために実家に戻った私が洗面所の棚を開けると、中のタオルがみんなカビている。父に聞くと、「干している途中のタオルが地面に落ちたので、全部使って体を拭いてそのまま戻しておいた」と言うわけです。カビるわけですよ。

その頃から私は、父にも異様な行動があったことを少しずつ思い出していきます。たとえば父は、偏食が激しく、毎日同じものばかり食べたがっていました。同じ食材が家にたっぷりあるのに、買い物に行くたびにまた同じものをカゴに詰め込み、「今日は買わない」と言う母に暴言を吐いたりしていました。私はただ、食い意地が張っているだけだと受けとめていたんですが、今思うと、それも誤りでしたね。父は私が大学生のときに、脳出血で倒れていたからです。

その後は左半身に軽い麻痺が残ったくらいで他には症状はないものと思い込んでいたんですが、そうではなかったんです。

……結局のところ、母は統合失調症とアルツハイマー型認知症、父は脳血管性認知症とアルツハイマー型認知症でした。

私が家を出てから母の異常に気付くまでの12年間、私は2人の異変に気付けませんでした。「気付かなかった」ではなくて「気付けなかった」のは、注意深く観察していたら気付けたかもしれなかったから。

診断が下り、介護生活がはじまってから改めて過去の両親を振り返ると、父の行動が明らかに常軌を逸していたとか、母の猜疑心がやや病的なレベルだったとか、気付くチャンスはたくさんあったように感じるんです。

今は両親とも故人ですが、私の介護は「ああすればよかった」の連続でした。だから私は本職とは別に、介護アドバイザーとしての仕事もはじめたんです。

介護にはお金がかかる

それに、介護にはお金がかかります。

たとえば交通費。実家が田舎だったことや、私が離れて暮らしていたこともあり、帰省や通院などの交通費だけで毎月20～30万円。タクシー移動に頼らざるを得ないことも多々ありました。公的施設である特別養護老人ホームも、地域によって料金には差があります。

親御さんにどれくらいの資産があるか、知っていますか？　私は知りませんでした。

何とか家の金庫を開けることには成功しましたが、そこには最新の通帳は入っていない。

それでメインバンクだった農協まで行って苦労して通帳を再発行してもらっても、親が見つけて隠してしまい、その場所も忘れる。

そんないたちごっこでした。


とにかく、予想外のことがどんどん起きるのが介護です。

ですが、あとから振り返ると、その多くは予見できたり、対策を立てられたりしたことなんです。あとになって後悔するくらいなら、あらかじめ介護の準備をしておきませんか？

解説 介護とお金の話

金銭的負担を減らす数々の制度

資産や年金が山ほどある方には無縁ですが、介護にかかる費用を心配されている方には、ぜひ知っておいてもらいたい、費用負担を軽減する制度をご紹介します。

特別養護老人ホームに入ることになった場合、ユニット型（個室）だと月額20万円ものお金がかかることがありますが、実は世帯収入に応じた軽減制度があります。

ひとつは、介護サービスの自己負担額が高額な場合に、上限を超えた分の支給が受けられる「高額介護サービス費」。さらには、非課税世帯かつ預貯金や資産等が一定以下ならば居住費や食費が負担限度額までとなる「特定入所者介護サービス費」も使えます。これらを利用すれば、月額利用料は、低い方で7万円ほどまで下がります。特養の軽減制度については ケアマネージャーが教えてくれるはずですが、知っておいて損はないでしょう。

続いて「高額介護サービス費」に加えて、特養、在宅問わず利用できる制度として「高額医療・高額介護合算療養費制度」があります。これは、医療保険と介護保険の1年間の自己負担合計額が各所得区分ごとの限度額を超えた世帯に、超えた額が支給されるものです。重度の障害がある方に対して、必要な医療を容易に受けられるように、医療費の自己負担額の一部を助成する「重度障害医療費助成制度」もあります。

また、在宅介護（グループホームや有料老人ホーム入居者も含む）に限られますが、精神又は身体に重度の障害があり、特別な介護を必要とする状態にある20歳以上の方に支給される「特別障害者手当」も忘れずにチェックしてください。

紙オムツなどの介護用品を支給または助成する「高齢者在宅福祉サービス」も準備されています（詳細は自治体により異なります）。

こうした制度、サービスは申請主義で、知らなければ利用できずに終わってしまいます。もちろん本人の所得や世帯収入、自治体によって違いがあるので、ケアマネージャーや介護仲間たちからも情報を得ながら、上手に利用していただけたらと思います。

10章 介護してきて本当によかった

岩佐まり（39）。大阪府在住。55歳で物忘れが始まった若年性アルツハイマー型認知症の母親を、20歳から19年間介護している。現在は、要介護5となった母親と夫との3人暮らし。

アルツハイマーってなんだろう?

さて、それでは最後に私、岩佐まりの介護の話をさせてください。

1983年生まれの私は若年性アルツハイマーの母を介護しています。

私はフリーアナウンサーです。ケーブルテレビやネットチャンネルなどでキャスター、司会をしてきました。

私は18歳で大阪から上京しましたが、20歳になる頃に母の小さな物忘れが始まりました。母がアルツハイマー型の軽度認知障害・MCIと診断されたのは、その3年後、私が23歳、母が58歳のときです。

診断された日のことはよく覚えています。ネットで見つけた、大阪にある物忘れ外来です。こぢんまりとしたクリニックで、院長先生がひとりで患者さんを診ていました。

当時、父は母と一緒に暮らしていましたが、父が仕事を理由に病院に連れて行かなかったので、私は何度も東京から大阪に帰り、病院を回っていました。東京〜大阪を新幹線で往復すると3万円近いお金が飛びますが、私は必死でアルバイトをし、そのお金を交通費に充てました。なんとしてでも母の物忘れの原因を突き止めたかったのです。しかし、内科、脳神経外科、耳鼻咽喉科とたくさんの病院に行ったにもかかわらず、母の物忘れの原因はわかりませんでした。

その日初めて訪れた物忘れ外来では、長谷川式認知症スケールやＭＲＩでの検査が行われました。そして検査後の診察室で、先生は、母には見られないように、小さな紙をこっそりと私に渡します。

紙には「アルツハイマー型軽度認知障害（ＭＣＩ）」と書かれていました。

しかし私は、この長い病名を知らず、つい声に出して読んでしまいました。その瞬間の慌てる先生と、びっくりする母の顔を覚えています。

こうして心の準備もないまま、母は病名を突き付けられてしまうことになります。

帰り道で母は大きな声で泣き崩れました。しかし私は母がなぜ泣いているのか理解できません。わけもわからずに励まし続けて家に連れて帰ったことを覚えています。

私が母の病気の意味を知ったのはその夜です。私は仕事から帰宅した父に病名を伝えたのですが、父は、母の背中に向かって「こんな病気になりやがって。俺は介護なんてできないぞ」と怒鳴ったのです。

そのとき私は初めて、母は介護が必要な病気なのだと悟りました。と同時に、苦しんでいる母に、突き放す言い方をする父を理解できませんでした。母は泣いていました。

私は父にこう言ったことを覚えています。「お父さんは介護をしなくていい。私が介護をする。お母さんを一生背負って歩く」と。父は何も言いませんでした。

私が言った「一生背負って歩く」という言葉を、母はそれから何年もの間、覚えていてくれました。ご近所の方に自慢げに話すこともあったようです。

母を背負って歩く

私が本当に母を背負って歩き出したのは2013年でした。大阪にいた母を引き取り、東京で一緒に暮らし始めたからです。母は64歳、私は29歳になっていました。

軽度認知障害からアルツハイマー型認知症へと進行した母の病状は日に日に悪化し、日常生活に支障をきたす状態になっていました。徘徊は日常茶飯事で、一瞬たりとも目が離せません。しかし、大阪では「死にたい」と訴えることもあった母は、私と住むようになってからはニコニコするようになり、36kgまで落ちていた体重も増えていきました。

当時、私は東京のケーブルテレビでキャスターをしていたため、平日は近所のデイサービスを利用していたのですが、だんだんと疲れが溜まってきました。平日は仕事、土日は母の介護という日々なので、休みがなかったのです。

母が「家に帰りたい」と訴えてくるのも疲れましたし、夜間に何度も起きてトイレまで誘導するのも大変でした。

こんな生活が続いた結果、私は限界を迎えてしまいました。人前に出る仕事だというのに、生活の乱れは顔に現れ、寝不足で頭がぼうっとして原稿の暗記も難しい。

そんな私の愚痴を聞いたケアマネージャーは、頼んだわけでもないのに、ショートステイを手配してくれました。週に1回、1泊2日のショートステイを利用することで、私が休む時間を作ってくれたんです。

母がショートステイに行っている間、私は友達と夜中までお酒を飲み、その後はぐっすり寝て、ストレスを発散することができました。

私はこのとき、在宅介護のコツをつかんだように思います。よい介護をするためには、まず自分が幸せでないといけないのだと。

認知症になってからの母は、素直に喜怒哀楽の感情を出す、とてもかわいい人になりました。朝はニワトリと同じくらいに早起きして、歌を歌いながら部屋中を歩き回って、家事をしているつもりなのかフライパンの中に洋服を入れたり、トイレの便器の中にぬいぐるみを突っ込んだり、いろいろないたずらをしてくれました。私が目をさました時には、毎朝なにかしら物が移動しているので、朝から楽しみが増えました。

笑わせられることも多かったです。一緒に行った動物園で、檻のチンパンジーに向かって「まりちゃーん」と呼び掛けたり、ディズニーランドでは「ミッキーって誰？」と大きな声で質問してきたり。

私はいつしか、母を子どものように感じるようになりました。そして、私は母の保護者です。

ブログから学んだこと

私は、そんな母との日常生活を毎日、ブログに綴りました。世間ではただ恐れられている認知症でしたが、本当の認知症の姿を知ってもらいたかった。こんなにかわいい母の姿を見てもらいたかったのです。

幸い、私の書くブログは同じ介護で苦しんでいる方々の共感を呼び、あっという間に読んでくれる人が増えました。全国から応援メッセージも届くようになり、「ブログを見ていますよ」と声をかけてもらえることも増えました。

と同時に、私に反感を持つ方も出てきました。

所属していた芸能事務所には、ファンレターと批判レターが届くようになりました。私がアナウンサーだったこともあり、「母の認知症を売りにした売名行為だ」とも言われました。ネット上では私についてのデマが飛び交うようになりました。私はブログの閉鎖も考えたくらいです。

しかし、この頃から私には「介護で苦しんでいる人たちを助けたい」という思いが芽生え始めていました。認知症に苦しむ母の経験を無駄にはしたくない。私は伝えなければならない。アナウンサーなんだから。

たくさんの人に支えられ、ぬくぬくとした環境の中にいた私は、ブログによって人の汚い部分を知ることになりました。しかし、やがて私はこうも考えるようになりました。人はまったく違う環境の中で過ごしてきた。介護の実態を知っている人なんて、本当に一握り。だから、一人ひとり異なる感情をもって当たり前なんだと。

母が与えてくれた社会勉強です。

忘れられない誕生日

2015年に本を出させていただいた頃から、介護についての取材を受ける機会も増え、仕事もアナウンサー業から介護についての講演・相談などに少しずつウェイトが移っていきました。

そんな2016年の9月27日の誕生日は、私にとっての大切な日になるはずでした。33歳の誕生日だっただけではなく、働き方も変わったタイミングだったからです。友人たちがケーキを頼んでくれ、当日にはTVの取材も入る予定でした。

しかしその日の朝5時、母が室内で転倒し、大腿骨を折ってしまったんです。

それまでも、母が転ぶことはありました。ときどき起こるてんかんの発作が原因です。発作前にはどうも予兆があるようでそわそわと歩き回るのですが、そこに発作が起こるので、意識を失って倒れてしまうわけです。手をつくことができないので、かなり危険。

その日の転倒は少し様子が違いました。転倒直後から腹部を押さえて痛みを訴え、立ち上がろうとするのですが、動けない。これは……と思い救急車を呼ぶと、案の定、大腿骨頸部を骨折していました。もちろん、誕生日の予定はすべてキャンセルです。

骨頭を人工のものに置き換える手術はうまくいきました。もともと陽気な母は、ストレッチャーで手術室に運ばれるときも童謡を歌っているくらいご機嫌でした。もっとも、入院をしている自覚はなかったと思いますが。

問題はその後です。リハビリがうまくいかず、自力歩行が難しくなってしまったのですが、母は歩行器や杖を使えませんでした。使い方がわからないのです。

したがって、エレベーターがなく、3階まで階段を上がらなければいけない当時の家には帰れないことになってしまったんです。選択肢は、エレベーターのあるマンションに引っ越すか、介護老人保健施設や特別養護老人ホームに入所するしかありません。

暗黒のショートステイ

私は迷いましたが、バリアフリーのマンションを探し、引っ越すほうを選びました。空き家が少ない10月に引っ越したので物件数が少なく、家賃も上がることは痛かったですが、母と離れるよりずっとマシです。

退院後の母には、新居に介護ベッドやスロープなどを揃え終わるまでの10日間、ショートステイを利用してもらったのですが、そこがちょっと問題でした。私は引っ越しの最中も毎日その施設に通ったのですが、ある日行くと、すさまじい悪臭が。

見ると、母が便だらけの手で箸を持って食事を摂っています。オムツに漏らしたものが気持ち悪くて触ってしまったんでしょう。排便の失敗はよくあることですが、職員さんが気付かないとは……。

要するに、まったく余裕のない施設だったんです。いうまでもなく、母の手を洗ったのも、排便処理をしたのも私でした。

そういう施設ですから、母は名前を呼ばれることも、話しかけられることもなく過ごしていました。たった10日間のショートステイでしたが、新居にやってきた母は別人のように笑わなくなり、言葉数も少なくなりました。

認知症の人は、脳への刺激が大切です。名前を呼んで、触れて、目を合わせる。そんな基本ができていない環境では、認知機能が低下するのは目に見えています。

婚活で知った社会の偏見

ところで、何度も書いてきたように、私は介護とは別に自分の人生を大切にするスタイルでやってきましたから、結婚をし、子どもを持つことも考えていました。当時の私は30代半ばだったので、そろそろ……という気持ちも強くなっていたわけです。

友人や知人から誘われる合コンには必ず参加していましたし、出会いの場もそれなりにはあったのですが、がっかりさせられることもよくありました。

とくに、男性陣がいわゆる「ハイスペック」なメンツのとき。私が母の介護をしていることを知ると、コロッと態度を変える人が多かったからです。遊び目的の男性が多かったのかもしれません。
私は合コンの席では介護について触れなかったのですが、いざ2人で会って母の話をすると、さっと表情が曇るんです。話を聞くと、どうも介護への悪いイメージを持っているんですね。とくに在宅介護をしていることに「貧しい・お金がない」という偏見がある人が多かったかな。「うちの親はお金があるから老人ホームに入れる」と言われたこともありました。
まあ、そんな男性はこちらから願い下げですけど、介護への偏見を改めて思い知らされたのは事実です。

ただし、私は人間関係にはむしろ恵まれていました。介護をはじめたことで浅い関係の友人は去っていきましたが、仲のいい友人との絆は、むしろ深まったからです。介護をしてよかったことのひとつですね。

幸せな介護

骨折後、車いす生活になった母ですが、やはり機能が低下するスピードは上がっていきました。

それまでは名前くらいは呼んでくれていたのですが、しゃべることも減っていき、骨粗しょう症による腰椎圧迫骨折も数か月ごとにありました。くしゃみをするだけでも骨が折れてしまうんです。

体が弱ると認知機能もどんどん落ちていきます。箸を持てなくなり、私が食事を食べさせるようになっても、私の手を食べ物だと思って口に入れてしまったり。

やがて母は要介護5になりましたが、週5回は近所のデイサービスを利用していました。デイサービス代とオムツ代などで月に7、8万円くらいかかっていたと思いますが、年金も月に8万円あるので、私個人の持ち出しはほぼありませんでした。もちろん、家賃や食費はそれなりにかかりましたが……。

私は母の認知機能が落ちないように、いろいろな場所に連れて行きました。ディズニーランド、梨狩り、いちご狩り……。本当に、あちこちに行きました。

最初は車いすの母を連れての電車移動が怖くて避けていました。駅員さんにスロープを頼むと準備に少し時間がかかるので、乗り換え時間を考慮して動くのも大変なのです。それでも母と外出がしたくて、ガイドヘルパーの資格をとったのもこの頃です。

仕事がある日は、昼間は母をデイサービスに預け、仕事が終わったら迎えに行く。仕事がない日の日中は、やはり母を預け、友達と遊んだり、彼氏と出かけたりしました。

そうそう、付き合っている男性もいたんです。介護が忙しくて、会う頻度が週1回くらいだったのでなかなか結婚に踏み切る感じにならず、数年でお別れしてしまったのですが、私が介護に夢中になっていても文句ひとつ言わない人でした。

ここまでの内容でおわかりだと思いますが、私は決して介護にすべてをささげる人生を送ってきたのではありません。

まず自分の人生があり、その次に介護がある。その順番は固く守ってきました。飲み会にも行くし、旅行もする。仕事ももちろん最優先で、講演の依頼があれば、たとえ母が体調を崩していても講演先まで飛んでいきました。

私が母を最優先にしなかったのは、そうすると母が悲しむと知っていたからです。母はずっと私を応援してくれていました。自分の介護のために私が犠牲になることなんて、望んではいなかったはずです。

私には弟もひとりいて、関係はいいのですが、母の介護は私の責任において、私がやりたいと思っていました。母を一番理解しているのは私だからです。介護は、やりたくて、かつ、やれる人がやるべきであって、そうでない人が無理をすべきではありません。

そういえば、私がフリーランスで、時間の融通が利くのは幸運でしたね。母といられる時間がたくさんあったから。幸福な介護だと思いますよ。

3人で大阪で暮らす

2019年のことです。私はなかなか結婚相手がみつからないことに焦りつつ、母と神奈川県で、それなりに充実した毎日を送っていました。

ある日、大阪のある団体から介護についての講演依頼が舞い込みました。無事に講演を終えて東京に戻ったところ、見覚えのある名前の人からメールが届いているではありませんか。

読むと、中学校の同級生でした。「今日は講演をありがとう。実は、まりさんを講師に推薦したのは僕だったんです」といった内容でした。

びっくりです。というのも、その彼は私の初恋相手で、中学校時代、一瞬だけかわいいお付き合いをしたこともあったからです。なんで現地で声をかけてくれないのと文句を言いましたが、恥ずかしかったんでしょうか、タイミングがなかったとのことでした。

元カレと呼べるかどうかも微妙な彼でしたが、翌月に東京で会おうということになり久々に再会すると、「中学校以来ずっと好きだった。付き合ってほしい」と、いきなり告白です。

シャイなのか積極的なのかよくわからないヤツだなと思いつつ、私が出した答えは「今さら遠距離恋愛をやる余裕はないので付き合えない。だが、結婚なら考えてもいい」というものでした。

答えは早かったですね。その場で「じゃあ結婚しよう」と即決した彼は、翌月にはさっそく婚約指輪をプレゼントしてくれて、結婚して大阪で3人で暮らしたいと言うではありませんか。つまり、私の母も一緒です。

というわけで、私たちは結婚することになりました。

介護への理解もあり、不思議な積極性もあるいい夫なのですが、結婚に際してひとつだけ悲しかったことがあります。それは、長く住んだ神奈川の街を離れること。

18歳で上京してから長く住んだ街だったのですが、母の介護が始まってからは近所の住民の方が「がんばってね」と声をかけてくれることも多くなり、一歩外に出ると知り合いに会う心強い環境でした。

そんな街を離れるのが寂しくないわけがないですよね。ちょっとしたマリッジブルーでした。

介護をしてきて、本当によかった

私たちは2020年5月に入籍し、翌月には大阪に引っ越しました。もちろん母も一緒です。

母は、ぼうっとしている時間が増えました。目線が合うこともなくなり、車いすの上で寝てばかりです。

言葉はもう、まったく出なくなりました。少し遠い存在になってしまった気がします。最後に言葉を発してくれたのは、私が結婚した頃でした。「お母さん、私、結婚するよ」と言ったら、「うんうん」と言い、笑ってくれましたね。

だんだんと話すことが減っていった母ですが、最後まで残った言葉が、「まりちゃん」でした。私のことです。「まりちゃん」がやがて「まあちゃ」になり、「まあ……」になり、そしてゼロになりました。

母を引き取って、たった2人での介護生活がはじまって、もう10年になります。最近は、介護がはじまった頃の、暴れていた母が懐かしくなることもよくあります。

でも私は、介護をしてきて本当によかった。いろいろな世界を見させてもらったし、たくさんの貴重な経験をさせてもらいました。介護から得たものはいっぱいありますが、一言で言うと、世の中は捨てたものではなく、生きることは美しい。そういうことを私は、介護を通して理解しました。

ただ消えていくものを黙って見ているしかない悲しさは、もちろんあります。でも、よく考えると、認知症介護に限った話ではないですよね。永遠に生きる人はいませんし、終わらない物事もありません。そういう人間の条件の下で、最後まで幸せを追求することはできる。それが介護です。

それに、新しく生まれるものもありますよね。今、私のお腹の中にいる小さな命もそうです。まだ名前もない彼は、夫との子であり、母の孫でもあります。

よくよく考えると、母の介護をしていなければ私が夫と再会することもありませんでしたから、小さな彼が生を授かったのも、母の介護のおかげです。

だから、さっきの文章を少し訂正させてください。

介護される人は黙って消えていくのではなく、続く人たちにたくさんのプレゼントを残してくれるんです。

おわりに　介護者が幸せにならなければいけない理由

介護のかたちは多種多様です。早々に施設での介護を選んだ方もいれば、私のように、ずっと在宅での介護を楽しんでいる人もいます。介護のかたちに正解はないのです。

ですから、もし介護で壁にぶつかったり、悩んだりするようなことがあったら、仲間たちの介護記録を集めたこの本を読み返してみてください。きっと、今のあなたにとって参考になるポイントが見つかるはずですから。

正解はない介護ですが、ひとつだけ間違ってはいけないことがあります。それは、本書でも繰り返し書いたように、介護のために自分の人生を犠牲にすること。

なぜなら、介護者が無理をすると介護そのものが破たんするからです。介護をめぐる悲劇の多くは、そういった無理から生じたものです。本書で紹介したように、ひとりだけで介護をしようと思わずに、介護サービスや専門職、制度の力を存分に借りて、介護と自分の人生を両立させてください。

私の母は、私の幸せを一番に願ってくれていました。やりたいことをやるように、といつも言っていました。

介護によってあなたが我慢をしたり苦しんだりしているならば、介護をされている人も苦しみます。

今はもう話せないかもしれないけれど、意思の疎通はできないかもしれないけれど、介護をされる人はあなたの幸せを願っています。ならば、その思いに応えることもまた、介護のうちではないでしょうか？

幸せな介護生活を送ってください。そのために本書が役立てば、これほど嬉しいことはありません。

カバーイラスト　日比野尚子
ブックデザイン　鈴木成一デザイン室
編集・構成　佐藤　喬
校正　鷗来堂
企画・進行　二瓶日向子
特別協力　大内基嗣（介護支援専門員）

認知症介護の話をしよう

2023年2月1日　初版第1刷発行

著者　岩佐まり
発行者　廣瀬和二
発行所　株式会社日東書院本社
〒113-0033　東京都文京区本郷1-33-13　春日町ビル5F
TEL　03-5931-5930（代表）
FAX　03-6386-3087（販売部）
URL. http://www.TG-NET.co.jp
印刷・製本　中央精版印刷株式会社

ISBN978-4-528-02394-9 C2047　Printed in Japan